自閉症行為問題的
解決方案

促進溝通的視覺策略

Linda　A. Hodgdon　著

陳質采、龔萬菁　譯

Solving   Behavior   Problems   in Autism : Improving Communication with   Visual Strategies

By   Linda A. Hodgdon

©1999

Second Printing 2000

QuirkRoberts Publishing

Troy, Michigan 48099-0071

Fax: (248) 879-2599

Third Printing 2002

P.O. Box 71

Telephone: (248) 879-2598

Original Illustrations: Rachel Hopkins.

Book Design: Frank G. Slanczka.

Picture Communication Symbols (pages 165, 166, 176, 190, 197, 203, 204, 207, 208, 209, 221, 222, 223, 237) used with permission : Mayer-Johnson Co., P. O. Box 1579, Solana Beach, CA92075.

The family Circus reprinted with special permission of King Features Syndicate.

Kroger loge used with permission: Kroger, Cincinnati, OH.

Betty Crocker and General Mills are registered trademarks used with permission: General Mills, Minneapolis, MN.

Old El Paso, Progresso and Pillsbury are registered trademarks used with permission: Pillsbury, Minneapolis, MN.

SuperKmart logo used with permission: Kmart Corporation, Troy, MI.

Complex Chinese Edition Copyright ©2006 by Psychological Publishing Co., Ltd.

……側耳聽智慧、專心求聰明……

箴言 2:2

……能使愚人有智慧……

詩篇 19:7

Contents

關於作者

　　Linda A. Hodgdon, M. ED., CCC-SLP 是位專精自閉症、其他重度行為和語言障礙學生溝通需求的語言病理學家，同時也是位享譽國際的講者。Linda 經常透過諮商、學術研討會、學校在職訓練分享其專業；以她務實、深入淺出、獨特的訊息舉世聞名。

譯者簡介

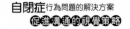 陳質采

　　高雄醫學院醫學系畢業，為陽明大學醫學系公共衛生研究所博士。現任衛生福利部桃園療養院兒童青少年精神科主任醫師，台北實踐大學家庭研究與兒童發展系兼任講師，中華民國台灣兒童青少年精神醫學會理事，中華民國應用音樂推廣協會理事，台灣藝術治療學會理事，台北市少年輔導委員會委員。曾任國際兒童影展評審，財團法人公共電視兒童青少年節目諮詢委員，台北市立婦幼綜合醫院兒童心智科主任，醫學人文雜誌《醫望》總編輯等，曾策劃《我會愛》精選繪本（遠流），著有《與孩子談安全》（信誼）、《在歡笑和淚水中成長》（師大書苑）、《姊姊畢業了》（董氏基金會）、《玩遊戲，解情緒》（信誼）等。非常享受與孩子、朋友一起學習成長的日子。天天夢想著從忙碌的日子出走，卻從來沒有成功過。

 龔萬菁

　　畢業於美國波士頓大學社會工作研究所，領有家族治療課程結業證明、美國麻州與台灣社工師執照。曾任職於台北市立聯合醫院兒童青少年精神科及東吳大學社工系兼任講師。在工作中，喜歡透過各種媒介發掘父母與孩子成長的韌性與內在的力量，並深深地被這些感動的時刻吸引。

譯者序
溝通，讓問題看得見

　　本書是語言病理學家 Linda A. Hodgdon，繼《促進溝通的視覺策略》一書後，體認到自閉症及其他障礙學生溝通的需求，而鎖定這類型孩子的問題行為來討論。

　　自閉症，就兒童青少年精神醫學的臨床症狀而言，存在顯著口語、非口語溝通困難、社會互動困難，並表現固定、有限的行為模式與興趣，即比較無法進行象徵性或想像性遊戲等；國內亦有宋維村教授等學者提出自閉症在溝通互動上，有相互注意協調能力（joint attention）的缺陷。

　　這些孩子究竟有多少呢？根據二○○五年台北縣針對公私立幼稚園調查推估，國內自閉症發生率約五百分之一，但考量亞斯柏格等高功能自閉症患者可能沒被診斷，重度自閉症又可能被當作智障，實際發生率可能更高。衛生署八里療養院兒童青少年精神科主任畢新慧於二○○六年發表的研究也顯示，從一九九六年至二○○二年間，全民健保資料所透露的累積盛行率，每萬人為 0.7 至 2.2 人，年發生率則從每年每萬人的 0.2 人增加至 0.3 人。另外，教育部所發佈的資料發現，每年高中以下學校，身心障礙類學生安置的數據就高達七萬多人。

　　這些學生難以有效表達自己；而試著了解他人的溝通，想出發生或沒發生的事，處理改變與轉換及詮釋線索和環境中的訊號，也是這群學生困難的所在。不論是口語或非口語，他們所使用的策略，無法滿足所需的要

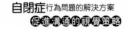

求，有效地與他人互動。這使得不當的行為反而比其他的溝通形式更有效。因此，了解為何發生溝通問題及溝通在哪裡出問題，是發展成功解決行為問題的重要關鍵。

曾經，一位五歲自閉症男童的媽媽告訴我，有一次，孩子自廁所出來時忘了沖水，經班導師指正後，有些困窘；後又被另一位老師誤會對班導師不禮貌，備感委屈，而放聲大哭，情緒幾近失控，甚至第二天還不願去上學……。

如果這孩子有比較好的溝通技巧，情況可能不至於發展到如此地步。

溝通牽涉一系列複雜技巧交織，以產生有效的行為和互動，而不只是說話而已。事實上，這孩子可以清楚地告訴我，紅豆是一種可以煮成湯的東西，卻完全無法應付生活中的事件。如果他可以學習到更多元的方式溝通與協商問題，譬如以手勢、動作、口語示意班導師：「對不起，我現在就去沖水。」或者示意老師：「我不是這意思。」就可能不會陷入這樣的情緒。

對自閉症及許多其他障礙的學生而言，溝通困難是他們許多行為問題的主要原因，他們需要特殊指示來調整行為，或在情境中演練，以更有效達到需求。協助孩子學習如何溝通，是解決問題很重要的過程。孩子愈能解決問題，他所積壓的情緒就愈少，就愈能自由的學習。

這本書不是唯一有效的策略或辦法，但實事求是的精神，不僅是針對自閉症學生，也適用所有存在著溝通困境的孩子。我非常喜歡作者 Hodgdon 的教育理念與精神。我喜歡她能謙虛的站在孩子的立場，觀察到個別學習的差異，而了解孩子的學習與自己不同；我也喜歡她以孩子為主體，而不是以自己所創立的策略或方案為主

體。看見了問題，就可以了解孩子的困境，而擬定解決方案；了解孩子如何學，就可以讓溝通互動更有效。如何更多元開發及利用這些孩子所擁有的優勢，增加他們的適應，靠的是大家了解。

　　希望這本書只是開始，期盼這些概念可以發揮拋磚引玉的效果，引發更多的共鳴，進而創造符合孩子能力的解決方法。希望透過這本書，拓寬從事兒童工作專業夥伴的新視野，唯有當教育者找到通往學習之鑰，才能透過合適的策略，帶給孩子明日的希望。

　　本書的出版感謝心理出版社林敬堯總編輯及編輯同仁的耐心與細心，也一併謝謝蘇嫻、李碧姿、林雅慧、蔡嘉凌小姐的熱心協助。

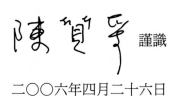 謹識

二〇〇六年四月二十六日

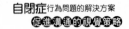

前言

　　當《促進溝通的視覺策略》（*Visual Strategies for Improving Communication*）一書出版時，受到許多專家與家長們熱忱的歡迎。那本書清楚地說明一種溝通方法，因能有效與自閉症及其他中重度溝通障礙學生溝通而備受推崇，方法也很簡單。認識到學生有不同的學習風格，從而發現許多學生是視覺學習型，亦即這些學生理解事物的能力，看到的遠比聽到的來得好。只要考量到有多少社會互動與教育指導仰賴聽覺口語溝通，就知道這重要的觀察具有無可限量的涵義。促進溝通的視覺策略提出一套了解這些學生如何理解與溝通的架構。這套方法提供相當豐富的策略，強調使用視覺工具來輔助溝通互動與教學指導。

　　雖然《促進溝通的視覺策略》的原始大綱包含一章關於行為問題的解決方案。然而很明顯的，行為需要更深入的討論，而不只是套用此書的格式。本書作者不想創造視覺策略可「快速修正」問題的假象，如同 OK 繃「治癒」傷口一樣。就算有時候視覺工具的確有如「魔法按鍵」般解決問題或防止災難，但更多時候，視覺工具是防止問題發生及促使學生成功參與所需的支援。

　　持續執行行為管理策略的危險性在於只是掠過行為問題的表象，而忽略去了解更大的圖像……這是困難所在。流於表面介入可能只是單一事件的連續反應模式，而不是發展一套長期的計畫或方法，這正是本書所要討論的重點。

　　坊間有許多指導與教育兒童的方法，其成效從滿意

與成功到挫折與失敗。處理任何學生的行為需要洞察力、敏銳的觀察、耐心和很多的智慧。其中，溝通和學習困難的學生，經常帶來更多挑戰。有些適用其他學生的策略，也能成功地運用在我們的目標族群。然而，因為特殊需求兒童的學習方式可能與同儕不同，所以教學與處理行為的技巧往往需要修正。

本書並非試圖提供一種可以「治癒」所有行為問題的方法，而是辨認與溝通、理解、表達及其他學習技能，譬如建立注意力或記憶等各種相關的行為情境和問題行為。一旦確認這些特定情境，就可以提供各種策略。這些技能提供改善學生積極參與的必要支援。細想這些目標族群的學習形式，利用視覺策略解決行為問題是很自然的考量。

這之間的關聯是：行為－溝通－視覺策略。

・行為落差的原因經常與溝通困難相關；問題在於理解或表達的困難。

・改善行為的治療是促進溝通。

・方法是利用視覺策略來輔助溝通。

視覺輔助溝通或視覺溝通策略的發展，逐步形成改善這些學生溝通的重要資源。行為的進步往往直接與溝通的改善有關；特別是理解能力。溝通成為問題不可缺少的部分，或者演變成解決的必備要件。

《自閉症行為問題的解決方案》將從我們所知行為的簡短討論開始……這樣一來，作者與讀者將有共同的起點。我們無意嘗試在這主題上鑽研深奧的知識，那會占據版面，但我們會建立簡單的架構，以成功地探索行為－溝通－視覺策略的環節。

什麼是行為問題？什麼是造成行為問題的原因？從

歷史來看，行為處理已有各式各樣宣稱不同成功程度或成就的方法。簡短總結長久以來的努力，有助於清楚視覺策略的必要性。

接下來要探討溝通。溝通不只是「說話」而已，許多行為管理方案忽略這部分，把焦點放在改變行為上，也就是把目標擺在消除行為，如此會變得非常臨床取向，甚至這些方案不可能依學生的溝通需求調整。假使他們能了解到需要考慮學生的溝通能力，通常焦點還是放在學生自我表達有多好？他會說嗎？有擴大性溝通輔具系統嗎？雖然表達是關鍵性的技巧，但或許只是整個大圖像的一小部分。溝通的複雜度超乎一般人的想像，有太多需要深入了解，如果沒有考慮學生的溝通技巧，提供學生合理且一貫結構的行為方案，將無法達到最大效益。更深入了解溝通過程，可協助讀者以不同的角度檢視行為。這部分討論的目的是增加多些東西到行為－溝通－視覺策略架構。

若沒有強調使用視覺策略來促進溝通，任何溝通的討論就不算完整，這是我們架構中的第三重要元素。了解視覺策略在溝通與行為上的巨大衝擊是重要關鍵。這本書將根據第一冊《促進溝通的視覺策略：學校與家庭實務輔導指南》的資料，如果你尚未閱讀那本書，你仍可從本書獲益。如果你已經讀過第一冊，不但可更深入了解，也清楚工具與策略，讓學生的表現有所不同。

本書的資料是集結多年來與學生一起工作的經驗而成，這些學生被診斷為自閉症、廣泛性發展障礙、亞斯伯格症候群、自閉系列疾患、情緒障礙、學習障礙、注意力缺陷疾患、嚴重多重障礙、認知障礙及其他等等。有些最重要的發現出現在自閉症學生方案，這些學生往

往呈現極端困難的行為、溝通及社交技巧障礙，而表現出行為與原因間最混亂的關係。與這些最具挑戰性的學生工作所學到的行為－溝通－視覺策略架構，讓我們深刻理解到應將所有特殊需求的學生列入設計方案。當我們設計出與自閉系列疾患學生工作的成功策略，就能利用這些相同的技巧，有效地符合許多需要溝通輔助學生的需求，且創意十足地將這些策略應用在個別學生身上。與其把焦點放在診斷上，不如確認學生的個別需求，如此可鎖定許多機會來運用本書所提供的資料，幫助學生達到更高層次的成功。

　　一旦行為－溝通－視覺策略架構建立，我們將走入一個冒險的旅程，發現許多運用書中資料到現實生活情境的方法。本書其餘部分則提供務實、容易了解與使用的策略。一個點子衍生另一個，當你讀完時，你的工具箱將收藏豐富的點子。

身心障礙者教學法案（The Individuals with Disability Education Act, IDEA）規定，針對特殊需求的學生，需提供個別化方案與輔助，協助他們成功參與學校環境。本書與其他視覺策略系列書籍，提供非常好的步驟來幫助達到這些規定。

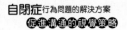
自閉症行為問題的解決方案
促進溝通的視覺策略

第一篇

行為、溝通與視覺策略的關聯

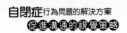
自閉症行為問題的解決方案
促進溝通的視覺策略

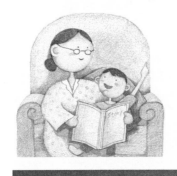

第一章　什麼是我們所知道的行為？

　　就定義而言，舉凡我們做的每件事，像微笑、吃、走路和說話都可稱之為「行為」。在發展初期，這些行為是被期待和鼓勵的。大部分的行為是好的、可接受與適當的。不過，談到處理學生的「行為」，就不是人們所想的。當遇到下列狀況時，行為變成一種問題：

・學生並沒有依照情境表現出適當的行為。

・他們的行為表現與同儕不符。

・當要求完成一件事或要求如何完成時，無法依照我們想要的完成。

　　大多數行為管理方案，都是以分析特定行為問題所在的情境開始，雖然那是重要的步驟，但這次的討論將採不同的途徑。當發展一套架構來了解行為問題時，可從觀察一般兒童的「正常」發展開始，把焦點放在典型的發展上，所提供的參考點有助於評估問題行為情境。

由於每位孩子不一樣，正常或典型行為考量的範圍很大。

什麼是我們所知道的兒童發展？

好！這不是我期待你開始的地方。大多數兒童會出現什麼呢？對於「典型發展」，你的觀點又是什麼？

嬰兒天生可愛（至少他們的父母如此認為），但是，對於他們的行為舉止該有怎樣的期待卻相當無知。無疑地，甚至從一開始，嬰兒之間就有差異，他們不是從同樣的原料開始。有些一出生就帶有順從的氣質，其他卻總是在尖叫與叛逆，此後，每位嬰幼兒的發展過程，更是獨一無二。兒童如何發展與學習和許多變項有直接關係，包括成長環境的期待與要求，以及主要照顧者的教養方式。關鍵是每位孩子都不同。

假如每位孩子都不同，我們應該了解些什麼？

兒童成長的二十年或更長的期間，他需要學習無數事物，讓自己成為被接納、被尊重、社會化及被喜愛的人。我們的目標是養育一位具生產力，讓人樂於相處的人。當你客觀地去評估認識的成人，你會很快地了解到「成功」另一端的範圍很廣。兒童將成為什麼樣的人以及家長和老師們想教出什麼樣的兒童，受太多變數影響，以致於不知從何開始細數。對每位家長和老師而言，最大的挑戰之一，莫過於發掘兒童的人格特質與愛好，然

後發展出一套從兒童至成人期有效的輔導方式。

這開始有些複雜，你會往哪個方向？

　　考量所有變數發現，所謂「正常」發展無法簡單定義，冒著更混淆的風險，還有一部分要考量。每位孩子各有獨特的學習方式：有些是視覺、聽覺或觸覺型，其他則需要加入些肢體活動才能投入。他們的學習速度也不同。有的兒童需要嚴厲且一致的紀律，而他的玩伴或許只需要父母「瞪」一下，就不敢再做出不適當的行為。

父母或老師該如何將這些理出頭緒呢？

　　這深具挑戰。或許感覺有些複雜，然而仍可以簡化為整體概念。儘管學習方式不同，大部分兒童仍依循一些典型且可預期的模式和順序。從幼兒跨出第一步到青少年想盡辦法要得到車子的鑰匙，許多的發展里程碑發生在完全可預測的年齡點。這是考慮到的一小部分。

◎ 在正常的發展中，哪些是發展里程碑與具挑戰的行為？

　　部分成長或成熟是指跨越兒童期的發展里程碑。有些發展障礙被歸類在書店或圖書館「如何教養」的書架上。從完全依賴父母發展到具足夠技巧的獨立成人，這過程其實顛簸。教養目標是循序漸進地培養學生獨立與自主的技能。一般而言，當兒童正發展個人紀律、自我控制以及做決定的技巧時，許多行為挑戰會在這時期發生。

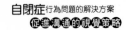

◢■ 不同發展階段的典型挑戰

睡眠問題：合作與遵守就寢前例行常規、上床、睡覺、熟睡及半夜醒來，都是常見的兒童期挑戰。

進食挑戰：許多兒童對特定食物有所偏好與厭惡，包括攝取量是否足夠、有沒有營養、用餐時機及進餐時間的拉鋸戰，都是典型的挑戰。

可怕的兩歲：兒童開始學習溝通的力量，不只將其視為社交娛樂，同時意識到可以利用溝通，操弄外在環境與控制自己的命運。

如廁訓練：對有些兒童來說，這不是問題，但對其他兒童而言則是一大工程。家長與老師高度關注學生對這項發展里程碑的掌握。

發展責任感：保管好個人物品、遵守家庭或學校的規則與作息、發展履行任務的可信任度與責任感，是成長過程中所有領域的挑戰。

社交技巧：發展與同儕玩耍、分享、輪流、尊敬待人及為了「歸屬」其社會環境需參與各種社交常規的技巧，這都是需要學習的重要技巧。

自我控制：當經歷受傷、害怕、憤怒與愛等不同程度的情緒時，能利用適當的方法自我管理，也是最難掌握的技巧之一。

身體與性的發展：了解身體的改變、適應荷爾蒙的變化，以及在相關的社會挑戰中掌握自己，衍生出獨特的問題。

做決定：有能力做出可接受的選擇和決定，與智力、道德、心靈啟發及文化因素息息相關。學生的家庭與所處的社會環境，將大大地影響成功的界定。

發展獨立性：青少年是最具挑戰的時期，因為學生對於什麼是適當的行為與可接受的自主性認知，常常直接牴觸父母與老師的信念。這衝突往往影響其他領域，例如自我控制、社交技巧和責任感。

學業成就：每一階段的發展過程，父母與老師都希望學生能習得多種學業技巧，為他們自主的成年期做準備。傳統的閱讀、寫作和算術能力從小就可呈現。為了強化這些學術能力，人們無止盡地加入那些視為重要、學生要能掌握的其他領域的技巧及資料。有些學生很熱切地學習，然而其他的學生則不感興趣，且費力地學習。

在這發展的旅程中，學生從完全依賴他人到獲得一些獨立的能力，從毫無意圖掌控環境的技巧到熟練如何取得他們需要與需求的能力。他們習得了順應各種社會情境的技巧，學習到不同環境中所認可的溝通方式和行為。了解什麼是不該說或不該做，是那學習曲線的關鍵部分，他們會發現到何種技巧最有效地達成目的。這過程需大量的學習以及大量的技巧。

◉ 特殊需求的學生有哪些不同？

> 如同一般的孩子，特殊需求的學生也經常出現新行為，好的與壞的都有。

但是，特殊需求的孩子是不同的，你如何知道要期待些什麼呢？

學習與發展障礙的學生，也會面臨同樣典型的發展挑戰。然而，主要不同可能在於學習的曲線和時間表。當我們將焦點放在特殊需求的兒童時，應考慮下列幾點：

- 他們的發展相較於「正常」的同儕，相似多於不

相似。

- 他們經歷與其他兒童相同的發展順序，但是速度不同。
- 他們在各個發展階段的時機點，與其心智年齡比較符合，而非生理年齡。
- 某些發展階段則可能比較符合生理年齡。
- 他們可能需要花更多的時間，學習適當的行為或掌握技巧。
- 他們習得技巧可能不一致，或是出現不均衡的發展。
- 可能會發現缺少某些發展階段、技巧，或發展出不在某些階段順序的技巧。
- 教導或修正他們行為的指示與其同儕不同。
- 因為障礙的領域及學習方式不同，這些學生達到一般發展里程碑或學習特定技巧的方式，與其他學生不同。
- 學生可能出現停滯在早期發展階段，沒有進展到較成熟階段的行為。
- 因為特殊的認知與學習問題，他們可能永遠無法掌握某些技巧。

我們需要持續地探索，以了解學生的障礙如何影響其能力。

那麼，在成熟與發展的過程中，父母或老師該扮演什麼角色？

父母與老師的角色是教導學生所必須學習的，以成功地通過發展階段，達到自主的成年期。教養和教育任何兒童都需要技巧。當你所教導的學生有某些障礙或特殊需求，教育工作就會變得更加複雜。

什麼因素使得教養和教育特殊需求兒童，與其他的學生這麼不同？

因為我們的期待會不斷地被挑戰，常常不知道該期待些什麼。我們需要持續地探索，以了解學生的障礙如何影響其能力。

好的教養就是好的教養，好的教育就是好的教育。特殊需求的學生就像其他學生，需要教育、訓練與矯正。最有效的父母和老師能將教育方式和期待，配合個別的學生，這對所有的學生來說，都是重要的，尤其是有特殊需求的學生，更為關鍵。如何與何時需要修正你的策略與期待，仰賴敏銳的洞察力。本書的目的是為了更支援這個教育目標。

如何把行為問題處理放進這樣的討論？

在教養和教育所有學生的過程中，不可避免的，會產生一些問題。學生沒有按照我們想要的做，甚至做出明顯不適當或無法接受的事。問題是：什麼會被認為是行為問題？以及如何處理有賴於許多變數。

- 某一人認為是嚴重的問題，另一人甚至沒注意到。
- 在家裡或在學校出現的困擾行為，在其他的場合可能不構成問題。
- 對學生行為的期待依環境不同而有所改變。
- 在熟悉環境中容易被處理的行為，在新環境中可能會產生困難。

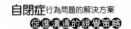
- 人們對行為的許多態度與意見，乃至於是否是問題的考量。
- 其他許許多多的變數……。

你如何開始把所看到的行為分類，以決定如何處理？

當觀察兒童表現出典型的發展時，就會清楚可接受的行為範圍有多大。此外，也可以相當清楚揣測學生不做預期行為的原因。特殊需求兒童的成長，會面臨許多與同儕相同的挑戰和里程碑。然而，他們因不同學習方式、溝通需求，以及其他特定障礙所產生的個別缺陷，需要克服一些額外的挑戰。

這是說，有特殊需求的學生必須學習得比正常同儕還多。

是的，他們有更多需要學習的，不只是費力面對同儕相同的挑戰，還有更多的障礙需要克服。他們的困難是加倍的，當你意識到障礙或特殊需求使他們更難去做同儕會做的事。學習同儕正在學的事物，對他們更難，他們得面對非常龐大的挑戰。

我開始感覺要被擊潰了，你是從何處開始著手？

首先，我們需先觀察各種行為問題發生的原因。辨識行為落差的原因或理由後，解決方法就會逐步形成了。

◎ 什麼是行為問題？

- 兩歲的比利爬到媽媽的腿上，並且舔她的臉頰，給她一個親吻。
- 二十歲、250 磅重的比利坐在媽媽的腿上，並且舔她的臉頰，給她一個親吻。

- 三歲的潔西卡要拿一杯牛奶但沒拿好，玻璃杯掉下來，把牛奶灑滿了桌子和地毯。
- 八歲的傑西雙手交叉坐著，當被告知晚餐不能喝可樂時，他雙手一伸，推開杯子，將牛奶潑出來。

- 六歲的戴米恩不喜歡坐在餐桌吃晚餐，他晃到廚房，拿起食物，邊吃邊在家裡晃來晃去。
- 五歲的達拉只吃薯條與布丁……不願意吃其他的食物。

- 四歲的克里絲緹試著幫媽媽清理餐桌，她把玻璃杯掉到水槽裡，破成了碎片。
- 九歲的克利斯喜歡用湯匙敲玻璃杯來製造噪音。

- 兩歲的賈斯汀總是把襪子和鞋子脫掉，赤腳跑來跑去。
- 十八歲的賈斯汀總是把襪子和鞋子脫掉，赤腳走來走去。

- 十歲的西恩咬旁邊正在哭泣的女孩。
- 女孩哭了起來，因為她知道這會讓西恩生氣。

- 七歲的克莉絲坦每次去沃爾市場總是會哭鬧、耍

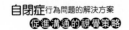
脾氣，直到有人拿冰涼的飲料給她，才會安靜下來。

· 每當十四歲的班尼到沃爾市場，他總是把手摀住耳朵尖叫。

· 三歲的米奇的褲子掉到腳踝，沒穿好就跑出廁所。

· 十三歲的麥可的褲子掉到腳踝，沒穿好就跑出廁所。

· 六歲的丹尼生氣時會丟玩具。

· 十六歲的丹生氣時會摔椅子。

行為問題？大部分的人會認為如此。

有些行為比其他的更糟？大概是吧！

有些是符合年齡的行為？可能有。

這些行為可被改變或矯正嗎？大部分的情形，是的。

養育、教導兒童以及協助他們為成人期做準備的任務，包含利用無數機會，教導他們學習新的技巧或修正其行為。成長和學習是一種過程，教導技巧和改變行為是過程的一部分，學生之所以不按照我們的要求來做，其原因包羅萬象。

這是說，所有的行為都不是問題行為嗎？

兒童做的每件事都是行為。有些行為是有目的，且適當滿足他的需求和所參與的生活情境；有些行為發生，則是兒童利用那個時間點知道所有策略，讓自己的需求得到滿足，他尚未學到其他的方法。當兒童漸漸地長大與成熟，他們持續自然地學習如何修正行動，以更有效

達到其需求，他們的學習大多是自然發生的。然而，有時他們需要特殊指示來調整行為，以符合成人的標準。是的，所有的行為都不是問題，所有的行為也都不壞。

既然如此，什麼是你所謂的行為問題？本書的主題是自閉症行為問題的解決方案。

為了本書的目的，我們將使用一個廣泛的定義。

行為問題：
當一位學生**沒有做我要求**他或她去做的行為。

或

行為問題：
當一個學生**正在做我沒有要求**他或她去做的行為

對想要一個更明確敍述的讀者，考慮下列通常令人擔心的情形：

- 當學生的行為造成自己或他人傷害或損傷。
- 當學生的行為讓他無法有效地參與日常生活作息。
- 當學生把行為當作不適當或無效的溝通方法使用。
- 當學生正忙於不符合其年齡、能力、地點、事件或活動所期待的行為或活動。
- 當學生不依照遵守規則、常規或特定場合、情境的期待。
- 當學生沒有展現技巧或有效地參與行動或互動。
- 當學生無法進行生活例行事務，表現出符合其年齡或能力應有的獨立水準。
- 當學生做任何引起注意的事，使他與同儕明顯差異。

• 當學生做任何讓父母與老師「抓狂」的事。

有相當大範圍的行為符合這定義。想像兩種極端：

在連續性的一端是令人討厭的習慣，而另一端則是會造成自傷或傷人的破壞性行為。

令人討厭的習慣
我想要改變的行為—
真的很令人討厭的行為
造成問題的行為
造成重大問題的行為
我再也無法忍受的行為
防礙生活常規的行為
防礙學習的行為
造成傷害或破壞的行為

現在，開始將下列行為歸類在這條連續線上，放在你認為應該歸屬的地方。

這些行為中有許多可能是大問題或者是小問題，端視當時的情境而定。甩繩子可能只是固定的煩惱，但如果學生把繩子裝進工藝箱，為了拉出繩子而毀壞箱子，就會成為大問題。如果這繩子是從其他學生的鞋子、外套或運動褲上拉下來，那就會是嚴重的社交問題。

- 甩繩子
- 發牢騷
- 挖鼻孔
- 尿褲子
- 塗抹大便
- 脫掉鞋子
- 脫掉上衣
- 脫掉所有衣服
- 吃鉛筆擦
- 咬某人手臂
- 吃太快
- 吃太多
- 不吃
- 吐口水
- 踢
- 說「嗨」
- 說五十次「嗨」
- 丟食物
- 當你無法理解他的需要而哭

- 半夜起床
- 跑到街上去
- 爬圍牆
- 摸走廊的牆壁
- 注視風扇
- 找尋房屋裡的所有風扇
- 注視某人
- 不注視某人
- 拆家具
- 拉下褲子
- 褲子還沒拉上，就離開廁所
- 用手指頭戳你的眼睛
- 碰攝影機的按鈕
- 重複問同一個問題
- 對其他學生說些讓他們抓狂的事
- 重複你的話而非回答你的問題
- 哭泣
- 躲在角落
- 在商店裡發脾氣

這清單只是開始。你想到更多不在清單上的行為問題嗎？寫下來讓你可稍後再回頭參考。

有些清單上的行為，對我似乎不是問題。

很好的觀點！當我們界定行為問題時，有很多變數。處理人的行為不同於精確的科學。別忘了，每個人都不一樣，他們帶著這些差異到任何情境之中。認定某一兒童或成人的問題行為，在另一情境下卻可被接受。讓我們針對決定哪些是行為問題的一些變數進行考量。

◎ 什麼是辨認行為困擾的變數？

什麼時候某一行為會成為問題？這答案會變嗎？對於不同的人或情境有不同的標準嗎？

什麼是我們認為的行為問題依據許多變數而定。這學生是誰？成人是誰？以及其所處的情境，都是特定行為是可被接受的考量部分。有許多變數使我們很難清楚界定什麼是問題。想想這些因素如何影響我們的判斷。

這是問題行為嗎？
可能的變數：

學生
- 年齡
- 能力
- 溝通技巧
- 社交技巧
- 教育程度
- 人格特質
- 特殊需求

我（老師或家長）
- 童年經驗
- 教育
- 宗教哲學
- 學校政策
- 個人控制的議題
- 同事或家人的支持
- 期望
- 與學生的關係
- 生活經驗
- 常識

環境
- 家庭
- 學校
- 社區
  - 用餐
  - 購物
  - 休閒娛樂
  - 社會旅遊
  - 工作等等

教育期望
- 課程
- 教育目標
- 同儕團體

31

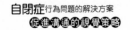

●●● 學生 ●●●

對不同的學生有哪些行為應該被接受，我們的想法
常常在變。

- **年齡**：某些在幼兒可預期與接受的行為，隨著學
  生的增長而無法忍受。

- **能力**：學生只能依照他的能力來表現。行動通常
  符合其認知或發展年齡，而非生理年齡，期待學
  生表現像同儕一般，可能不切實際，特別是嚴重
  認知障礙的學生。這不應被解釋為鼓勵接受不成
  熟或不適當的行為，這句話的意思是，決定要對
  學生期待什麼，學生的能力才是重要考量。

- **溝通技巧**：當評估行為情境時，溝通是否障礙通
  常是被忽略的變數。溝通能力往往是決定問題原
  因及發展解決策略的重要因素。

- **社交技巧**：學生如何了解並詮釋社交互動和社交
  訊息，深遠地影響他們管理自己的行為。

- **教育程度**：學生的學業程度將影響他們如何理解
  別人的期待。

- **人格特質**：除了特殊需求或障礙外，隨時記得每
  位學生都有獨特的人格特質。

- **特殊需求**：每位學生都不同，且擁有獨特的需
  求。有些行為由於受醫療、情緒、身體或心智上
  的挑戰，而要求額外的考量，其他學生則是受到
  認知或感官差異的影響。所以決定哪些獨特的需
  求影響到他的行為，以及哪些特殊需求卻不需要
  改變我們對他的期待是一大挑戰。

●●● 家長或老師 ●●●

每位家長或老師用自身的生活經驗觀點來了解學生，過去的經驗決定了他們的接受度、忍受力、內在規範及對學生期待的架構。以下是一些相關的因素：

- **童年經驗**：「我還是小孩時，這是我父母做的事……。」

- **教育**：教育程度與資源大大地影響我們教導與教養兒童的觀念。

- **宗教哲學**：通常引導人們的意見、期待和處理難題的技巧。

- **學校政策**：成人如何接受或拒絕所建立的規則與結構，影響其如何管理學生，而學校政策如何支持有特殊需求的學生，也影響成人如何管理學生。

- **個人控制的議題**：成人在這變數上的分布很廣泛。有些人總是需要當「上司」……他們需要在「掌控之中」，其他人則相信自由；有些害怕行使紀律，其他人則不知該如何使用。成人的挑戰在於試圖決定需要給學生多少支持，以及如何或何時要釋放自主空間給學生。

- **他人的支持**：從學校的同事、家人或友人獲得多少協助，深遠地影響人們如何因應困擾行為。

- **期望**：對一般正常發展學生的期望，扭曲了我們對有特殊需求的學生的期望。對個別學生的障礙本質及衝擊的了解程度，也決定我們是否能成功地指導該學生。

- **與學生的關係**：我們了解學生到什麼程度、了解

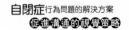

學生的特殊要求和需求有多徹底、我們多喜歡這學生及其天性,都將影響到我們如何管理他。

- **生活經驗**:處理困難或挑戰的生活經驗。有些成人有較佳的韌性或較能順應潮流。他們快速思考、適應及當下提創意等能力,都使他們較為在行。
- **常識**:我們都是從過去經驗來面對挑戰或意外的情境。常識引導我們做決定。當然,我們知道不是所有的人都具有相同的常識。

●●● 環境 ●●●

- **環境的考量**:安全性、噪音量、活動量、他人、空間安排以及其他因素,將形塑我們所認定的行為問題。
- **場所中他人的期待**:每個場所都有不成文的行為規範,不同環境的容忍程度也不同。運動場或購物廣場比教堂更可容忍行為的落差,健身房與走廊的規則也不同於圖書館。

●●● 教育期望 ●●●

- **同儕團體**:學生的同儕團體及我們對那些同儕的期望,將影響我們如何看待學生所做的事。
- **課程與教育目標**:教育課程能符合多少學生的需求及能力,嚴重地影響學生的行為。我們多樂意或多能夠配合需求調整目標與期望,決定我們如何看待他們的表現。

那麼,這些變數如何真正影響行為?

別忘了被界定的行為問題,以及行為的處理受這些

甚至更多的變數影響。某人認為嚴重的問題，不見得會被另一人注意到。學生的行動在某場合或與某特定的人是問題，在另一情境卻可被接受。有這麼多變數，這就是為什麼如何處理困擾行為以及要處理什麼，會有如此多不同的意見。

■ 你如何歸類這些變數，以找出有效處理學生的方法？

首先，請記住由於變數，每位參與者不見得用相同的方式看情境。

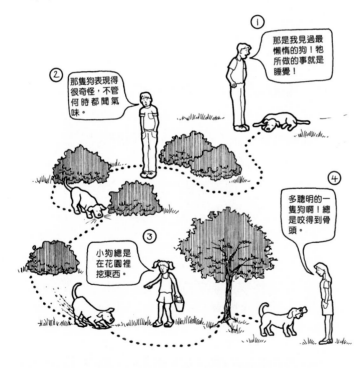

了解到從不同的角度看問題，幫助我們明瞭對所看到的事，必須先有些共同的了解。其中一種方式是更靠近看行為問題的原因。

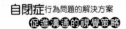

◎ 為什麼行為問題會存在？

爸爸帶著全家人去看馬戲團。亞倫微笑著跟他們下車往馬戲團的方向走。進入帳棚時，亞倫開始拉爸爸的手臂大叫：「吃！吃！」爸爸告訴亞倫，午餐時間還未到，他試著告訴亞倫馬戲團表演快要開始了，他們需要找到位子。亞倫硬拉著爸爸的手臂，一屁股坐在地上，他踢打與喊叫聲在喧鬧的馬戲團環境中依然聽得見。爸爸也開始對亞倫吼叫，斥責他停止該行為。爸爸試著抱住亞倫，過一會兒，他不知道能再做些什麼，所以只好把亞倫帶回車上等其他家人。

亞倫只闖了一個禍，就是「壞孩子」嗎？不全然如此。這挑戰是：「為何亞倫有這問題？」除非我們知道問題的原因，不然要了解如何避免或處理類似的問題，將會極度棘手。下列是一些可能的原因：

- 去馬戲團並非日常例行事務的一部分，他不知道如何去處理新情境。
- 去馬戲團讓亞倫非常興奮，以致情緒升高到無法控制的點。
- 亞倫不知道到馬戲團要期待什麼，所以當他看到奇怪或不同事物時，感到害怕。
- 進入馬戲團，提醒了亞倫幾個月前在遊樂園所發生的問題。
- 馬戲團的環境太吵或味道太重，可能是天氣太熱或閃光燈，使亞倫煩躁。
- 當亞倫大叫：「吃！吃！」，他可能已經餓了。
- 亞倫大叫：「吃！吃！」，因為他看到了賣爆米

嘗試解決行為問題最關鍵的步驟是，確認為何行為困擾存在。

花的攤子。

- 大叫「吃！吃！」可能是他一直以來表達胃痛的一種方式。

- 亞倫可能試著要表達什麼是真正困擾他的，但「吃！吃！」是他唯一會表達的話，他無法用口語告訴爸爸真正的問題。

- 一旦亞倫表達他的問題，他的行為只會更嚴重，他不知道如何停止，且冷靜下來。

我可以想到亞倫的問題其他可能的原因！

如果你能在亞倫的問題行為的清單中，加入其他可能的原因是很棒的。試圖解決行為問題最關鍵的步驟在於，辨識出為什麼這行為問題會存在。或許亞倫的行為問題是某一個原因，但比較可能是多種原因組合而逐步升高了亞倫的行為問題。一旦確認為何這學生有此特定表現，將會得到最重要訊息，使我們能夠做些改變來協助解決問題。

為什麼行為問題會存在？

希望我們知道這個問題的所有答案，有無數的原因我們可能永遠不知道。雖然如此，仍然有許多可預知的原因會造成問題，讓我們討論一下學生遇到問題常見的一些原因類型。當然，這些清單並不涵蓋所有可能的原因，但應該可啟發一些想法。一旦我們鎖定原因，將使用這訊息來解決問題。

◎ 什麼是行為問題常見的原因？

這學生是誰？

有些行為問題形成是學生的原因還包括這個學生是誰。他是獨特的「包裝」，不像其他學生。基於個別狀況，他對周遭環境的反應與其他人不一樣。行為將依他或她是誰來形塑。

■年齡或發展程度

有些行為問題與發展階段直接關聯。記得我們曾提及，有特殊需求的學生會遭遇與一般學生相同的問題，只是這些挑戰出現的時機，可能依照他們的發展程度，而非生理年齡。

範例：十二歲的賈斯汀持續把所有的東西放進嘴巴。因為心智嚴重受損，他目前的心智功能在六到十二個月的發展階段。把東西放進嘴巴，對六到十二個月兒童而言，是典型常態的行為。雖然賈斯汀的行為在十二歲的男孩是不適當的，但這仍然符合他的發展程度。

範例：五歲的史蒂芬妮正在發展溝通的能力，她開始用另一人的手去拿她想要的東西，她正學習使用一些動作表達要求或抗

行為問題的原因

這學生是誰？
- 年齡
- 發展程度
- 障礙或特殊需求
- 興趣
- 家庭議題
- 幼稚的不良行為
- 學習風格
- 氣質
- 人格特質

這學生可以做些什麼？
- 溝通技巧
- 社交技巧
- 習得的行為
- 與障礙相關的技巧或缺陷
- 功能性技巧

這個學生在哪裡？
- 感官的差異
  - 物質環境
  - 功能性環境
- 他人

相關的議題
- 環境
- 醫療需求

議。她現在會說：「廁所」、「脆餅」與「不要」。史蒂芬妮已經開始不斷反對，無論誰要她去做，她會非常清楚地表達不要。雖然似乎史蒂芬妮的甜美個性有所改變，但實際的狀況是，她大概正進入所謂的「可怕的兩歲」階段。所謂「可怕的兩歲」是指幼兒正開始學到溝通的力量，及如何有效地滿足他們的要求與需求的時期。似乎，這正是史蒂芬妮現在所發生的狀況。

　　你可能觀察到有特殊需求的學生，需要更多的時間或支持來達成一般兒童的發展里程碑。由於行為問題清單上的一些其他原因，他們在發展里程碑上遭遇到的困難，比其他兒童來得嚴重。因此，協助他們度過這困難的階段，可能需要比其他兒童付出更多的心力。

■ 伴隨著典型發展里程碑的行為挑戰

- ・睡眠。
- ・飲食。
- ・遊戲技巧。
- ・「可怕的兩歲」。
- ・如廁訓練。
- ・遵守規則。
- ・清理房間。
- ・獨立自主所需的技巧。
- ・宵禁。
- ・「可怕的青少年」。
- ・……等等。

■家庭議題

　　這是世代相傳的！有時候，孩子表現得比我們希望的還要像我們。常常聽到人們說：「他的一舉一動就像＿＿＿！」然後你會在空白處放上家長或手足、祖父母或其他親戚的名字。有些時候孩子與家中其他成員很不一樣，使我們不知該如何處理。家庭內的行為期待與教養風格確實會造成行為問題，或至少增強這些問題。

■ 造成行為問題的家庭模式

別忘了！有時學生「只是一個模子印出來的孩子」，他們與我們相像程度遠超過我們所明瞭的。大概是因為他們像我們遠多於我們的期待，對他們做出類似我們個人特質的挑戰，可能變得愈來愈無法忍受。

- 教養技巧。
- 家中有或沒有常規。
- 家庭溝通方式。
- 不同文化的期待。
- 不一致的管教。
- 執著於「我的父母總是這樣做（或不做）」。
- 無效的管教。
- 重大家庭挑戰或其他家庭成員的問題。
- 父母之間不一致的期待。
- 與學生似乎無任何關係的其他家庭議題。
- 對孩子有不當的期待。
- 接受或拒絕孩子的特殊需求。
- 與多位孩子的動力。
- 家庭生活風格。
- 家庭內具備或缺少結構。

這學生會做什麼？

學生如何處理生活上的各種狀況，完全視他擁有什麼樣的技巧而定……什麼是他要做的。不是所有的學生都具備相同的工具。想想下列主要的領域：

■溝通和社交技巧

對自閉症及其他輕微到嚴重溝通障礙的學生而言，溝通困難是許多行為問題的主要原因。溝通牽涉到一系列複雜的技巧，以產生有效的行為和互動。切記！溝通不只是說話而已。

了解其他人的溝通，試著想出發生或者沒發生的事，處理改變與轉換及詮釋線索和環境中的訊號，都是這族

群困難的所在。這些學生明顯難以有效地表達自己，不論是口語或非口語，這些學生所使用的策略，可能無法使他們的要求與需求得到滿足，及有效地與他人互動。不適當的行為可能實際比其他形式的溝通來的更有效。了解為何溝通問題存在及溝通在哪裡出問題，是發展成功解決方法的重要關鍵。

■ 溝通失敗方面所造成的行為問題

理解

- 學生不了解發生了什麼事，或者對他們的期待是什麼。
- 他們錯誤地解釋所見或所聞。
- 他們誤解或錯誤解釋社會訊息及他人的企圖。
- 學生難以專注，造成遺漏訊息或無法跟上正在進行的活動。
- 處理訊息延緩，減少有效參與的能力。

表達

- 缺乏有效的動作、面部表情、肢體語言或溝通輔助，阻礙了傳達訊息的能力。
- 無法以適當且有效的語彙說出可理解的話，影響清楚表達想法的能力。
- 社交互動的不當反應，造成交談的困難。

社交或實用性的技巧

- 建立、維持和轉換注意力的障礙，減少了有效的溝通。
- 難以持續參與社交互動，減少了適當的社交聯繫。
- 在社交交流中無法適當地輪流，導致不當的社交互動。

> 當學生試著讓自己的需求得到滿足時，不當的行為可能比其他形式的溝通都來得好用。

- 無法辨識溝通失敗，使得溝通無效。
- 缺乏修復溝通失敗的技巧，導致無法滿足需要和需求的挫折感。

　　學生需要有效地展現許多技巧，來達成有效的溝通互動，行為問題產生是因為學生不了解，他們會以自己認為的方式去做。

　　學生使用各種方法來完成意圖。學生經常使用我們所不希望看到的行為，因為比其他溝通形式，更能從他人得到較多的回應。行為問題或不當行為，往往比其他缺損的溝通企圖有用多了。

■學習方式的差異

　　學生的行為受個別學習差異所影響，影響他們如何在各種不同情境下的表現。學習方式的差異影響學生能學到多少，以及能多快學到有效技巧以取代不當行為。

■ 影響學生行為的個別差異

- 智能。
- 學習速度。
- 學習障礙。
- 易分心的程度。
- 記憶技巧。
- 學習的優勢和缺點。

■缺乏類化已習得的技巧

　　我們從某一經驗所習得的，會儲存到腦中的「資料庫」。當我們身處另一情境時，我們的腦袋會回到資料庫，找尋是否有任何相似的，或將第一情境所習得的，運用在處理第二情境。有些身心障礙的學生，特別是自閉症學生，會觀察到他們很難從某一情境的學習，類化

有時，自閉症學生有不尋常或獨特的方式了解或詮釋環境。或許他們所專注的焦點，不是這世界上大多數人想去關注的。他們獨特的理解方式，可能不容易詮釋，結果學生以特殊或不尋常的方式來反應情境。他們不是壞學生，只是無法看見你我所見的相同大圖像。

到另一情境。

■習得的行為

　　許多時候學生出現某些特定的行為方式，因為這是他們學到處理特殊情境的方式。我們可能認為這行為不當或有問題，然而，這學生已經多少被增強使用這些行為來滿足他們的要求與需求。成人以獎勵方式回應學生不被期待的行為，並不罕見。一旦學生用這種方式習得行為，就很難改變。

■ 習得的行為所造成的困擾

1. **習得無助感**：在不明瞭的情況下，我們教導學生依賴我們替他們做事。有時很難記住的原則是：如果我們替他們做了，他們就不需要學習為自己做。這是真實的，不論對許多髒衣服放著不洗的大學生，或是正在學習穿襪子的兩歲幼兒。

2. **習得依賴**：我們教導孩子技巧和日常工作的方式，使得孩子需要我們提示，作為日常工作的一部分，甚至永遠如此。學生可能學到我們的提示是一種「輪流」的形式，而整合成學習的程序。學生學到先完成一步，然後等我們提示後，再進行下一步。

3. **習得連鎖性行為**：在許多方案中，我們提到學生在學習上的困難，有時他們學到的是一連串的行為，即連鎖性行為，也就是某一行為逐漸增強另一行為，另一行為又升高其他的行為，最終造成爆發事件。這些情境會變成

家庭馬戲團

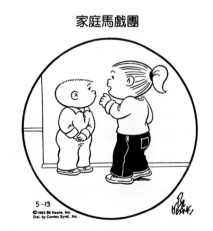

5-13
©1993 Bil Keane, Inc.
Dist. by Cowles Synd., Inc.

「當有人給你東西，你等他們問『你該說什麼？』，然後你再說：『謝謝。』」

目前，特殊教育的重要爭議之一是融合式教育。這個疑問是：有特殊需求學生融入正規教室，與正常發展的同儕一起，學習的效果會比較好嗎？或是參與某些特殊教育方案比較有進展？這議題的關鍵視學生處在某一環境，可以學到多少而定。「藉由潛移默化」他可以學習到多少？特別是針對自閉症學生，單單只是處在某一環境是不夠的。由於天生的限制，他們往往需要被特別訓練來習得技巧。這不是說他們不會透過模仿學習，模仿是他們發展技巧的方式之一，視個別的能力而定。然而，會發生的狀況是因為他們沒有具備一般學生區辨社會情境的能力，可能無法分辨哪些技巧值得模仿學習。他們無法區分哪些是好的模仿，哪些是不好的或帶來困擾的事物。常見是他們模仿其他學生最引人注意的行為，舉例來說，對老師謾罵或頂嘴。

重大挑戰，因為一旦啟動，就難以中斷或改變學生的行為，阻止他去完成整個連鎖的行為。

4. **習得的程序**：如果我們沒有教導他們一套程序來完成任務，他們會發展出自己的程序。當他們所發展出來的程序是不當的或無效的，問題就產生了。程序一旦建立很難改變。因此，在學習新事物前，最好先確定是在適當的順序下學習。教導任務和日常工作，也應審慎地以長遠的角度來思考，如此學生才不需要花寶貴的時間，放棄只在小時候是適當的行為，重新學習長大後更成熟的行為。

5. **習得的反應**：學生在針對特定重大事件反應後，每當腦中又出現相同的事件，他們可能會重複同樣的行為或反應，尤其面對恐懼或非常不想要的事物時，反應非常強烈。即使周遭的因素可能改變了，但每當這特定的事件被觸發，他們仍會有強烈的反應。例如：數年前他看到一隻狗，因太害怕而嚇哭了，現在他只要看到狗就會哭。

6. **藉由模仿來學習**：學生會互相模仿，他們也模仿身邊的成人。為什麼他們不學習我們希望他們學的，而去模仿不希望他們學習的呢？這好像他們不學習好東西，反而學到我們認為不好的。

學生身處何處？

學生如何處理自己的行為，其所處的環境扮演很重要的角色。所處的環境可能是因素，藉由加重其問題解決能力，而完全改變學生的行為。想想下列議題：

■物質的環境

　　每一位學生所處的環境皆是獨特的挑戰，適應這些固定的要素對學生來說非常困難。學生的行為普遍在不同的地方，有不同的表現。由於物質環境特性不同，提供了不同地點的挑戰。學生必須學習適應所處的環境。

所處環境：造成行為問題的一般物質元素

- 感官過度負荷。
- 物質空間——太大或太小。
- 物品擺設的位置。
- 誘惑物的位置。
- 誰在那裡。
- 位置的安排。
- 椅子的大小。
- 視覺分散物。
- 建築的流量。

■功能性環境

　　因為規則和期待變動，在不同環境發揮功能，對學生來說非常困難。在學校，學生在某教室表現良好，可能在不同教室卻完全走調。社區裡，有許多事物無法輔助，也不能調整，行為問題的發生是缺乏因應不同環境的技巧所造成。

所處環境：功能性挑戰造成行為問題

- 溝通方法；溝通輔助。
- 步調、困惑、結構。
- 教學風格。
- 改變和轉換。

- 對行為的期待。
- 對獨立自主的期待
- 不熟悉或改變的規則和例行事務。
- 學生如何能參與持續性的活動。
- 社會需求。
- 其他學生的行為。
- 其他人如何適應這學生。
- 教學內容。
- 進行的課程如何配合學生的能力。
- 進行的活動如何配合學生的興趣。
- 選擇的彈性。
- 學生是否額外接受協助。
- 學生無事可做。

■社會環境

我們將焦點放在學生不被接受的行為，注意他或她做了什麼不適當的。我們老觀察到他什麼時候無法做到期待的行為。老實說，有時行為問題的確是他人所造成，他人做或不做才是真正呈現的問題。我們方案中的學生只是單純用所知的方式回應。或許他的回應不適當，或溝通技巧不足以處理這情境，但問題真正的原因在於他人。這並不是試圖將學生的行為問題怪罪他人，然而，我們確有必要在其所處的人群中觀察他。

▬■ 所處環境：他人因素造成學生出現行為問題

- 對學生的溝通企圖不回應。
- 沒有使用學生可以了解的方式溝通。
- 不是有效的溝通夥伴。
- 對學生的感官需求沒有適當的回應，例如：不想

被觸摸、需要個人空間、難以因應噪音程度或照
明區。

- 對學生有不切實際或不當的期待。
- 故意或不經思索地將學生安置在他們無法適當處
  理的情境。
- 嘲笑。
- 沒有為學生的特殊需求調整。

相關的議題：

許多學生表現出行為問題是因為其他特殊需求尚未
明確。即使這些需求明顯影響行為，卻經常未被診斷或
提出。這些議題常出現在自閉症患者，也經常發生在其
他有特殊需求的學生身上。

■感覺差異

感覺輸入意指身體從感官所接受到的訊息，我們接
受的訊息來自：

- 視覺。
- 聽覺。
- 觸覺。
- 嗅覺。
- 味覺。
- 動作（或是我們所知的名詞，例如運動知覺、本
  體覺、或前庭覺）。

有特殊需求的學生普遍有感覺差異，這些學生對各
種感覺刺激可能過度敏感（過度反應）或低度敏感（低
度反應）。雖然官能障礙情形在一般族群也觀察得到，
但自閉症學生明顯高於一般族群。這是複雜的問題，因

分出經由感官需求所造成的行為是件複雜的工作。與對於這族群的感官需求有專業知識的職能治療師一起工作很重要，如此我們可以對個別學生的獨特狀況有更徹底的了解。

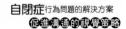

為神經系統中某些東西沒有正常運作。

　　這些學生普遍會運用各種行為試圖增加或減少感覺刺激，如此他們才會覺得比較舒服。有些行為會持續或被認為是平常不斷重複的某些動作，但其他行為可能到達極端或怪異的成分。一旦你了解學生有感覺差異或者感覺極端的狀況後，將協助你解釋一些所看到的行為，例如：搖晃、旋轉或拍手可能是試圖提供更多刺激給大腦；而雙手蓋住耳朵（因為太吵了）、扯掉衣服（因為穿在身上感覺奇怪）或不坐在某人旁邊（因為他身上古龍水怪異的味道），卻可能是試圖減少對大腦的過度刺激。

　　學生如果不具備溝通技巧或自我管理技巧，讓感官的需求以適當的方式滿足，會造成重大崩潰及困窘的情境。

◼ 感官需求造成的典型行為差異

- 朗恩用襯衫把自己裹得緊緊的，防礙他用手做事
- 大衛只吃布丁、花生奶油和麵包。
- 梅格用聳肩與傾斜著頭的奇特方式走路。
- 傑瑞常常玩口水。
- 派蒂經常用手遮住耳朵。

◼醫療需求

愈來愈多人了解到，與一般族群相比，有特殊需求的學生合併較高比例的醫療問題，也就是說，有些被診斷為自閉症或其他發展障礙的學生，也有其他醫療狀況。然而令人驚訝的是，許多學生並沒有獲得徹底的醫療評估，這不是說醫療處置會「治癒」自閉症，而是說學生

有些場合中，兒童表現出不同的行為是視覺或聽覺問題所造成，如果他無法看清楚或聽清楚，就不會表現得很好。但有時這麼明顯的事，還是沒被看出來。

所遭遇的困難，可能與自閉症以外的因素有關*。

■ 典型與行為問題相關的醫療狀況

- 癲癇疾患。
- 焦慮疾患。
- 情感性疾患：憂鬱症／躁鬱症／強迫症。
- 睡眠疾患。
- 注意力缺陷／過動症（ADD/ADHD）。
- 過敏。
- 營養問題。
- 視覺或聽覺障礙。
- 牙齒問題。
- 兒童期常見疾病。
- 重複感染。
- 經前症候群。

學生參與或表現的行為，受醫療需求很大的影響，想像當你身體不舒服或很累時的表現。醫療處置通常同時改變存在的醫療困擾，因而改變了學生的行為模式。小心一點！在這主題上會有許多混淆。有時醫療議題被不切實際地提出，極端的一種是尋找「神奇處方」，而另一極端則是忽略可治療的病情。記住下列想法：

- 醫療介入藉由控制、減少或降低同時存在的身體問題，戲劇性地改變學生的行為。
- 有些獨特的個案，醫療的發現和處置，使學生戲劇性的改變。這樣的結果與學生身體或神經特殊狀況有直接的關係。由於造成學生障礙的原因很

目前有許多探索原因及有效處置方法的醫療研究，明顯為自閉系列疾患族群帶來希望。找出某些了解障礙孩子獨特需求的醫療協助相當重要，特別是自閉症患童。由於他們溝通技巧的不足和獨特的行為模式，使這些學生比較難以評估，且不容易找出醫療需求的解決方法。關於這個族群研究發現的知識，將影響處置的決定。

* 截至本書的撰寫，醫療領域正在進行許多自閉症可能的原因與醫療處置的研究，雖然有些令人振奮的發現，但目前仍然沒有共同特定的醫療處置。

多，因此沒有任何處置被證實適用所有的學生。

- 醫療處置不會「治癒」發展障礙。
- 提出醫療需求不能取代教導學生適當技巧的需要。
- 教導溝通技巧和調整環境，也不能取代適當醫療介入的需求。

學生的行為經常受醫療需求所影響，這是談論行為的最起點。提出學生的醫療需求，可以協助改變學生整體行為。別忘了，每位學生都不同，處置需要特定的個別化模式。

■幼稚的不良行為

不要忘了孩子就是孩子，有時他們做某些事只是因為：

─■ 一般幼稚的不良行為

- 探索。
- 實驗。
- 測試規則。
- 反抗。
- 犯錯。
- 意外。

哇！原來行為問題的發生有這麼多原因！

現在你了解為何某一行為的處理方法，不適用所有的情境。

範例：馬克跑來跑去且扯掉衣服，因為後面有困擾他的標籤，他缺乏溝通技巧無法告訴媽媽是什麼問題。

處罰或強迫他去「做他的工作」並不能解決這問題。事實上，這些介入可能使情況更糟。馬克愈來愈挫折，因為原始的問題仍然持續，當他試著改變問題時，他的實際行為應該會加劇。

我們總以為能診斷出學生的行為為何是問題，這其實是不實際的想法。事實上，可能有好幾個原因。花時間和力氣探索學生遭遇問題的可能原因，將協助我們創造出理解的架構，這將顯著地影響任何企圖改變問題行為的成功。

考慮行為問題為何存在的討論，有助於觀察過去行為處理的經驗；曾經有不同的方法被使用，並獲得不同程度的成功。

◉ 行為處理 101

行為處理的歷史已產生廣泛且多樣的方法，有許多爭議都宣稱，這些方法帶來不同程度的成功與成就。看起來所有的方法多少對某些人有用。這領域提出哪些方法適當及如何界定成功的權威態度與意見。

在過去的經驗中，行為處理曾經有幾種主要的理念，研究的主要領域包括：

- **生理**：藥物、維他命治療、飲食。
- **心理動力**：心理治療、諮商。
- **社會**：針對發展社會關係。
- **生態**：檢視與改變環境或他人。
- **行為**：提供依據資訊的教學結構來改變行為，亦即行為矯正、應用行為分析。
- **感覺**：提供活動或改變環境，以增加或減少感覺

過去經驗中，很少有人把注意力放在評估學生如何了解及詮釋與表現行為相關的溝通能力上。

刺激。

- **以技巧為主**：訓練特定的技巧，以促進功能和表現。
- **以溝通為基礎**：訓練必備的溝通技巧，讓需求得到滿足。

每一種方法視行為問題的原因而定，對某些學生來說，皆可得到好的成果。當然，沒有一種方法可以解決所有的問題。

> 協助學生和解決行為問題最成功的方案，通常是折衷結合幾種不同策略和方法。

什麼是最有效的行為處理方法？

本書的焦點不在於支持或反對任何特定的行為方案，就如同你所看到的，任何方法都有協助某些學生的潛力，視特定行為問題的原因而定。本書所提供的技巧強調培養溝通的能力，可輔助任何設計良好之教育性或行為處理方案。使用視覺策略來增進學生的了解與表達，可以使學生融入大部分的互動。

我在研究……尋找答案。這很令人困惑！你如何全部整理出來？

當你尋找所面對的行為挑戰的答案時，你會覺得像在購物，感覺各種不同介入的方法如同新款汽車的廣告，許多方案充滿不易理解的技術性語言，令人感到威脅。有時人們宣稱他們的選擇……「我們使用史密斯方法」或「他們正在做瓊斯的方案」，聽起來開始像方案選擇是主要的目標……或是最終目的。一旦選定目標，這過程就結束了。其中，有些人成功，其他人則陷入挫折情

緒。很重要的是，切勿在尚未確認學生的需求及希望達成的目標前，就跳入「當天最受歡迎治療」的「樂隊花車」中。

為何不選擇一套方法修正行為？這不是需要做的嗎？這不就是我們正在嘗試做的嗎？

處理行為問題複雜得多，我們需要記得有特殊需求的學生也是人，他們是某些身體系統無法完全正常運作的兒童，他們用自己可以理解的方式處理生活，使用必須使用的技巧，以所知達成目標的方式表現，這就是行為。有時，他們使用的行為被認為是合適且可接受的，其他時候則令人不滿意，需要改變。當行為需要改變，我們通常需要做些事來協助改變。

你開始讓這些變得太容易，你試著讓我感到困惑嗎？

學生會用自己可以理解的方式做，他們會用能達成目標的方式來運作。

有個簡單的方法來看待行為處理，早期心理學領域的先驅，花了很多時間觀察動物和人類，研究行為如何發生及改變。其中的重大發現是，改變所處的環境導致個體行為跟著改變。

以下是一些被修正來應用在討論中的簡單觀察。

1. 當學生使用某行為達到目的時，他將一再地使用此一行為。
2. 當學生嘗試使用某行為，卻達不到目的時，他會嘗試其他不同的行為。

3. 如果我們想要學生改變現有的行為，需要改變某些事。

4. 改變學生行為的方式是創造改變。計畫可以是：
   - 改變呈現給學生的事物。
   - 修改學生反應或回應的東西。
   - 調整對學生的期待。
   - 教導學生不同的反應或回應方式。
   - 決定什麼行動應該被獎勵、增強或鼓勵。

理所當然，這是簡化的說法。但基準是了解到改變學生的行為，某些事情需要改變。通常，我們需要改變或創造改變，這是問題的癥結所在。我們容易將改變的需求放在學生身上，而不喜歡把焦點放在自己。

> 想想古老的諺語如何應用在我們的討論：如果你總是用以往的方式行事……你將會得到一樣的結果。

> 理所當然，這是簡化的說法。但是了解改變學生的行為，某些事情是需要改變。通常，我們需要改變或創造改變，這是問題的癥結所在。我們容易將改變的需求放在學生身上，而不喜歡把焦點放在自己。

你的意思是我要改變，學生才會改變嗎？

這是一個可能性。有效的行為方案將協助你找出什麼是需要改變的，你可能需要：
- 改變你與學生的溝通方式。
- 改變你對他進行事物的回應。
- 修正環境的某些事物。
- 或其他無限的可能性。

你可能需要改變你的行為或促使環境做某些改變。

那麼，你如何得知什麼需要改變？

這是依問題的原因決定。任何評估的目標之一是決定什麼需要改變。為此，你需要辨識你認為的問題原因。一旦確認原因，便可創造解決方法，提供改變學生行為

必要的輔助。

最有效成功的行為計畫和方法是因為：

- 焦點放在確認行為問題的原因，而非在沒考慮為何發生前，企圖改變學生的外顯行為。
- 不預先假設學生了解溝通或社會情境。
- 敏銳察覺學生不同的學習風格，所以學生的學習優勢會發揮到最大極限。
- 在真實生活情境訓練技巧，讓好的行為能盡可能類化到日常事物中。
- 確認處理人類行為有別於機器……總是涵蓋人的因素。

◎ 自閉症學生的行為介入少了什麼？

許多行為介入策略，似乎都忽略了自閉系列疾患學生的特質。通常，提出的行為沒有了解到行為原因，或造成此行為的重大內在缺陷。你無法在尚未了解自閉症的本質前，真正了解自閉症學生的行為（Yarnall, 1997）。

研究指出，大腦各部分的差異影響了自閉症學生如何覺察周遭的世界，以及如何試圖回應這些感覺。如果學生錯誤覺察，很可能會錯誤回應，然後與這學生工作的人，很容易錯誤詮釋學生的行為。他們可能歸因為：

有意識的企圖	故意做這行為	（可以被修正）
而不是		
器質性的	大腦不同的結果	（不能被修正）

這導致行為的介入無法成功或結果令人失望。

有些行為挑戰會出現在所有兒童的一般成長與發展過程中。這些行為問題可能起因於不當的學習或兒童試圖去試探限制。這些行為會在兒童累了、餓了或被拒絕所想要的東西時發生。有時兒童故意反抗，試圖找出確實能控制他人的力量，自閉症或其他障礙的學生，也會出現發展上與同儕相同的行為問題。

有特殊需求學生的行為挑戰，比其他孩子複雜多了。自閉症學生經常出現極端的行為問題，造成這些學生行為問題的原因不同，他們的困擾有不同的困難因素。其中，溝通障礙是許多問題的根本。他們在大腦的差異影響了：

- 他們如何覺察環境。
- 他們如何能了解與詮釋溝通與社交互動。
- 他們如何表達自己，使需要與需求得到滿足，並參與社交互動。

傳統處理行為問題的方法，通常是無效的，因為沒有順應這些學生的差異。所以，不了解自閉系列疾患學生如何學習與理解，行為處理方法將永遠無法真正地成功。

> 如果我們如此關注方案，以致忽略對學生的觀察，我們不會得到太多。

我開始了解，但你如何改變？什麼樣的改變是必須的？什麼是最重要的？

溝通變成很重要的議題。溝通經常被認定是行為問題的原因。此外，當試圖解決行為問題時，溝通成為重要的資源，不論你執行哪種行為計畫，學生的溝通能力是必要的考慮。任何教學方法的成功或失敗，取決於個別學生溝通技巧的準確評估。當為了他們的溝通需求調整時，學生會發揮到最大的潛力。利用其學習優勢教導

所需的社交和溝通技巧，以及適當的行為表現，會達到
最大的成功。了解更多溝通，可把這些串連在一起。

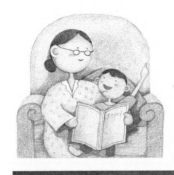

第二章　了解溝通

溝通不只是「說話」而已。溝通的發展是遠比大多數人所理解的更複雜的過程。從出生哭泣的那一刻起，與生物、神經組織相關的系統已開始發展。早年的認知發展與感覺處理、知覺、記憶及各種思考、推理、問題解決技巧的成熟度有關。與認知發展交織的許多能力，最終發展成溝通。

有許多的專有名詞描述學生的心智與學習能力，例如：認知能力、智力、智商或是理解力。溝通技巧的發展通常與學生全面能力的發展平行。

兒童如何學習溝通？

在正常的發展下，溝通的過程自然而然展開。證據顯示，兒童傾向於注意周遭的人說話及與他們溝通。從出生幾天到幾週大，嬰兒已經開始顯露對某種語調與某些人的聲音有所偏好。在最初幾個月大時，他們開始發展出微笑、與周遭人互動以及發出一連串聲音的能力。他們早期溝通技巧的出現，似乎源自於某些內在的成長趨力，溝通技巧的發展自然而然隨著與人互動的經驗逐漸提升。社會性遊戲是這發展過程的重要部分。不同文化背景的父母，似乎都知道如何與兒童互動，以促進這些溝通技巧的發展。

人們愈了解溝通的動力，愈能有效地與自閉系列疾患的學生溝通，處理他們的行為。

說話又是什麼？說話的能力又是如何發展？

在兒童成長的過程中，父母會注意到成功發展的常見指標，例如：社會性遊戲、了解溝通的能力及口語的發展。父母主要的注意力都放在兒童開口說的第一個語彙。事實上，第一個語彙是如此興奮，以致與其他發展的里程碑一起被記錄在育兒本中。

一般發展的兒童會漸漸學習了解語言、表達需要與需求以及與他人社交互動。說話通常開始於發出一個語彙，然後是兩個字組合，最後發展使用複雜的溝通方式。這些能力大部分從兒童和環境的互動中自然發展，兒童掌握許多溝通技巧後，最終成為有能力的溝通者。

但有些兒童沒有發展語言，或發展出很不同的說話方式，協助我了解這些。

有些兒童不會跟著正常發展進度學到溝通能力。溝通發展較為遲緩的兒童，學得比同儕慢。有些兒童有溝通技巧學習的障礙，他們做事方式似乎不同。他們在發展技巧時，不但非常緩慢，學習的方式也不同、不尋常，甚至不好。在試著說明這些兒童溝通發展為何失敗前，有必要詳細解說究竟發生了什麼。

因為溝通與認知能力的交織如此複雜，認知發展較為遲緩的學生，溝通技巧的發展也比較慢，與認知能力平行。但這並不代表溝通技巧發展上較為緩慢的學生，認知發展一定遲緩（智能障礙）。導致溝通技巧發展遲緩的原因相當多元。

◎ 早年的溝通技巧如何發展？

雖然大部分人們能夠很敏銳地覺察到兒童說的第一個語彙，但在這之前或同時有許多其他技巧和覺察能力出現，這是如此複雜的過程，得花費整本書來討論細節。但最重要應該了解的是，要成為有效的溝通者，除了說話能力外，其他技巧實屬必要。

想像剛出生嬰兒進入溝通世界的主要挑戰。當所聽所見的刺激全都進來時，他多少要能評估、分類與了解這些訊息。他必須理解哪些該記住、哪些該捨棄。他必須能領會人的聲音與吱吱作響的門聲有何不同，也必須了解周遭人們的語言和動作的意義。當他聽到並開始了解語言的意義時，就需要在腦袋裡建立大型檔案櫃，協助儲藏與記住這些意義。

我要兒童能說，口語是重要的，難道這不夠嗎？

是的，只會說話當然不夠。與其詳細討論正常發展的每一步驟，在這本書裡，只會討論幾種有助於兒童發展的技巧。

溝通從了解開始。兒童開始發展技巧，以協助了解與他人社交互動的意義。他人與兒童互動所使用的溝通方式或型態，開始對他產生意義。兒童開始詮釋：

- 說話的語調。
- 臉部表情。
- 手勢。
- 觸摸。
- 動作。
- 肢體語言。
- 溝通部分的物品或項目。
- 某人特別使用的話。
- 語調的類型。

當兒童開始參與這些初步的社交互動時，他們開始回應。在更早還未發展語言之前，兒童習得許多語言前身的技巧，使他們能與其他人互動。語言前身的溝通，經由手勢、肢體動作、眼神接觸或其他非口語的技巧達成。這些技巧都是真正有效溝通不可或缺的開始。語言前身的溝通技巧包括：

1. **社會化行為：**
- 尋找注意點。
- 注意某人以建立關係。
- 與另一人一起注意相同的事物，以分享經驗（共同注意力）。
- 持續地參與社交互動。

2. **社交性輪流：**
- 與他人輪流。
- 當有人試著跟他們互動時會回應。
- 玩來來回回的社交遊戲（例如：躲貓貓）。

3. **溝通的意圖：**
- 故意做某事來得到他人的注意。
- 使用動作、聲音或其他方法來表達要或不要。

當發展這些溝通目的時，兒童逐漸利用各種溝通方法或形式，表達他們的需要與需求。

4. **溝通的形式：**

- 自然的動作：

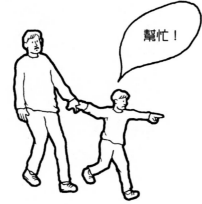

幫忙！

—伸出。

—碰觸。

—指出。

—推開。

—揮動。

—微笑。

—點頭。

—搖頭。

- 發聲（沒有口語前）：

—哭泣，尖叫。

—咕嚕聲與噪音。

—發出各種母音和子音。

- 肢體語言：

—用手將某人帶至某處。

—靠近或遠離某人（改變距離）。

—臉部表情。

—眼神接觸。

- 使用道具或輔具：

—給予或展示某物。

—實物。

—圖片或照片。

—印刷或書寫的文件。

- 不適當的行為：

—拉扯。

對於正常溝通發展的兒童來說，這些技巧出現得相當早。對於語言發展較慢的兒童，習得這些與溝通相關技巧，也比較慢或有障礙。

顯然地，兒童早年某些用來表達需要或需求的溝通型態較被接受。

你是否曾經驗過，到某個環境，每個人都在說你聽不懂的話？你聽到了，卻覺得像噪音，許多混淆的聲音。這是否很困惑？感覺被淹沒？成人的語言對嬰兒會像什麼呢？想像一般兒童只在短短幾年內，要成長到了解與使用這些語言，這中間要發生多少事啊！

—咬。

—踢。

—捏。

—扔。

—抓取。

—發脾氣。

—自虐。

—等等。

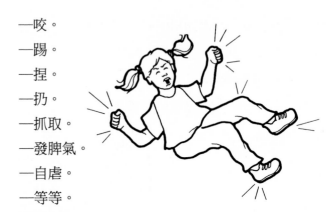

5. **溝通的功能：**

剛開始，兒童試圖與我們溝通，最常見的目的或動機（稱作功能）是：

- 取悅：引人注意、社交互動。
- 請求：食物、物品或是做某件事情。
- 抗議：我不想要或不想做某事、某件事令我不開心、我不想靠近你、我不想得到你的注意。

當兒童社交與溝通的發展日趨成熟，他們擴展其溝通動機，以更廣泛地納入各種目的（功能），包括：

- 社交性問候。
- 命名圖片、物品或人。
- 問問題。
- 回答問題。
- 評論某事。
- 參與分享想法或意見的對話。
- 表達感覺，如：無聊、害怕、困惑、挫折與痛苦。

哇！你討論的所有技巧，之前我從未想過。我可以了解其重要性，但關於口語呢？我仍然想了解口語。

我們進入口語的部分了！別忘了，這些溝通技巧的發展，與兒童生物及神經系統的成熟度直接相關。當認知技巧提高，他逐漸就能做更多事。

當兒童持續成長，許多技巧也自然地發展。

細想這些：

1. 兒童成長到能理解他人的特殊用字，源自於反覆聽到。他們一再重複聽到與某特定物品或事件相關同樣的話，並開始記得這兩者的關係。當兒童發展記憶的能力，將記住更多的語彙。

2. 當他們愈有能力控制與協調聲音時，他們開始使用聲音來協助溝通意圖。聲音被用來社交互動以及表達需要或需求。

3. 他們開始模仿與組合聲音，最終發出那些與所聽到的，其他人所使用的相同語彙。他們開始說的第一個語彙令人興奮，因為這代表兒童能理解嘴巴發出的聲音，與眼睛所見事物之間的關係。

4. 兒童開始了解口語溝通所帶來的力量，知道使用口語溝通能提供不同的溝通能力……，擁有控制力……，甚至「改變世界」。

這些發展交織許多實用性技巧，如同膠水，不易察覺，卻是創造有效溝通必備的技巧。實用技巧的清單可以是一長串，包括語言前身的技巧，例如：有效地使用動作及參與社交性輪流、加上注意力的建立及參與互動的持續度，還有有效性談話以及溝通不良的修復，也是幾項可加在清單上的技巧。實用性技巧是非口語溝通的部分，當這些技巧已存在，且運作得很好時，我們甚至沒注意到。當這些技巧出現問題時，我們知道有些事情不對勁了。這需要一些分析，以真正了解問題所在，但我們知道有些事情奇怪、不尋常或沒有好好發揮作用。雖然許多溝通障礙的學生可能在實用技巧上有些困難，但自閉症兒童在這部分顯露的困難最為嚴重。

實用性技巧是那些輔助有效溝通，卻「不易察覺」的技巧。例如：
· 專注技巧。
· 建立眼神接觸。
· 談話能力。
· 適當的使用動作。
· 社交性輪流。
· 中斷及修復技巧。
· 以及其他更多的技巧……。

兒童的第一個語彙令人興奮，這是重要的成就！這不是目標嗎？

當我們聽到兒童說第一個語彙時，令人興奮，這是引人注意的發展里程碑。不過，這只是漫長發展旅程中的第一步。這些早期的語彙後，依循正常發展的兒童就會完成許多其他的技巧。細想這些訊息：

· 這些在一歲左右出現的最初語彙，如此快速增加，以致一位五歲的兒童可認識與使用約 10,000 到 15,000 個語彙。

· 第一個語彙後，兒童開始組合兩個語彙和短句，最後能產生複雜的句子。

· 語言有一套完整的文法結構，兒童學習時所得到的協助不多。

· 兒童開始學習語彙的多重涵義。〔熱（Hot）的火爐會燒傷你。最熱門（Hot）的車種確實花俏〕。

· 他們開始創意地將語彙組合在一起……產生獨特的句子來傳達獨特的想法。他們不僅不是完全重複使用教過的形式，還創造出前所未見的句子。

· 兒童愈來愈有能力了解他人的抽象概念以及複雜談話。

· 語言最終成為談話、抒發情緒及了解或分享複雜想法的工具。

很難想像從嬰兒到兒童，到最終成為有能力溝通的大人，需要發展多少技巧。重點是，大部分複雜的過程是自然發展的，只要兒童能在適當互動或刺激的環境中成長，內在成長趨力將自然地引導這個過程。

為何學習說話與溝通，對某些兒童很難？

這是不容易回答的問題，每位兒童的原因可能不太一樣。我們要知道，這些兒童的生物或神經系統運作出了問題。這些在其他兒童能自然出現的技巧，在這些兒童的發展卻不一樣。造成的因素很多，本書無法一一探究。然而，有幫助的是去探究溝通困難的兒童會出現什麼樣的問題，這些知識可提供我們看待溝通與行為關係的基礎。這些基礎一旦建立，就能使用我們的理解來支持及教導，開始解決學生呈現的行為問題。

◎ 什麼是溝通問題？

溝通與行為息息相關。學生通常不是「壞」，而是溝通機制出了問題。了解他們的系統哪裡出了問題，有助於更實際地界定期待。

即使學生能說，如果他在實用性技巧出現問題，他也未必能成為有效的溝通者。自閉症患者最常出現社交性與實用性技巧的困難，雖然這些問題往往也是許多障礙的一部分。

如果細想溝通的發展有多複雜，就不會驚訝有些學生在這過程遭遇到的困難。有輕微障礙的學生可能在一兩個領域有問題，嚴重溝通障礙的學生則可能在這許多領域都有困難。辨認學生發生問題的型態是提供輔助或教導的第一步。以下是學生遇到困難最常見的領域。

自閉症患者的主要特徵之一是溝通與社交技巧的障礙，不論學生是高功能或低功能，也不論學生是否有口語表現。根據定義，這些學生出現某些溝通與社會化領域的困難。通常，最棘手的反而是那些具備口語，且高功能的患者。在表面上，他們看起來比實際還行，然而，在實用性技巧的困難，導致他們「不一樣」。確認他們遭遇困難的所在更難，因為很微妙。

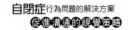

視覺或聽覺困難：

聽覺與視覺是發展溝通技巧的基礎。如同一般人，有些兒童也有視力或聽力的問題。當我們觀察到學生無法穩定地回應聲音或他人的溝通時，要懷疑他可能有聽覺問題，嚴重的視覺問題也會影響到兒童如何回應溝通情境。當學生沒法好好看或聽的時候，他們的溝通能力將受到影響。有時，這領域的明顯問題沒被辨認。

另一群學生可以看和聽，但在感覺輸入的某些方面有問題。他們不明白所聽所見的事物，或是對視覺或聽覺的反應與眾不同。

理解障礙：

> 自閉症的學生難以了解溝通與社交互動，這是溝通疾患最不易被診斷及最易誤解的地方。

學生明顯難以了解及詮釋溝通與社交訊息。他們可以聽到和看到，但他們對訊息的解讀能力卻受到影響。

他們無法有效地了解所聽到的，這可能肇因於難以專注、大腦如何處理訊息以及其他相關功能。有時，這些學生被描述為有聽覺處理問題，他們可能因為被懷疑聽不見而開始被評估。一旦確定他們聽得到，焦點將更轉移到他們如何了解所聽到的東西。

他們的困難在於，了解某人正在使用的語言和其他的溝通型態。即使他們了解所說的話，但是在了解與詮釋所溝通的想法和概念上可能仍有問題。

範例：

當你用口語告訴蘇珊，你要她做什麼時，她無法回應，你必須指著所要的或用身體提示她跟著你的指示。

範例：

卡勒斯試著參與談話。然而，當你問問題時，他可能給一個毫無關聯的答案。

範例：

假若你請安東尼幫忙拿東西或指示他該怎麼做時，他可能完全誤解你的意思。

範例：

吉恩試著想和同學談話，但是他似乎不了解同學所問的問題。

範例：

當羅賓一聽到別人在討論電視新聞上的連續殺人犯時，就停止吃早餐。

範例：

漢克吵著爸爸何時逛街，他是多麼逐字去解釋口語，以致當爸爸說「暫緩一分鐘。」（譯註：Hang on 字義緊抓不放），他立刻緊緊的抓住爸爸的手臂。

無效的溝通意圖：

當兒童使用某種動作或聲音，希望引人注意或引發他人反應時，稱之為溝通意圖。他意圖去做某件事來傳達訊息或獲得反應。有些學生卻很少表現，甚至沒有任何溝通意圖。其他學生意圖溝通，不過所嘗試的方式卻無效。如果他們嘗試某些方法卻沒有得到回應時，可能因而放棄再嘗試。溝通意圖另一重要的部分是堅持達到目的。為了達到有效的溝通，重要的是，學生必須了解所欲表達的訊息，且不斷嘗試，直到與那人「接通」。

範例：

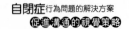

當珍妮佛看到你正在吃她最喜歡的軟糖時,她看著那些糖。當你繼續吃,她繼續看著並敲自己的頭。沒有人意識到注視與敲頭是她要告訴你,她想吃一些軟糖的方法。

範例:

蘿拉開始意識到餅乾圖片協助她得到餅乾。她走到掛在牆上的餅乾圖片,指著圖片。可惜的是,那裡沒人接收她的訊息,她不了解企圖溝通時,人也是必要的一部分。

範例:

帝尼發出一種特別的聲音,媽媽解釋是帝尼想要到廁所,所以當帝尼發出那聲音時,媽媽就帶他去廁所。如果帝尼發出聲音時,媽媽卻沒聽到,他就會出狀況。帝尼不了解他需要引起媽媽的注意或再發出一次聲音。

範例:

吉姆話很多,但總是自言自語。他不知道如何利用語言與他人溝通。

社交互動困難:

自閉症學生的社交技巧與一般學生不一樣。開始社交互動、回應他人的社交意圖、持續參與互動情境、輪流交換訊息、詮釋社交情境以及正確的詮釋他人的溝通等,都是他們困難的領域。

範例:

史蒂芬妮走路且攻擊人,這似乎是她與人打招呼以及想參與社交互動的方式。她需要學習如何以更適當的方式引起他人的注意。

範例:

當你嘗試著與馬克說話或遊戲時，他一直跑到房間的另一端跳上跳下，他需要學習如何持續逗留在某一互動的情境。

範例：

當南森與同學一起排隊時，某同學不小心撞到他。南森反應就像他遭到攻擊，卻不明白這只是意外。

範例：

當學生們嘻鬧地經過餐館時，邵恩變得很沮喪，因為她認為他們在取笑她，她難以明白他們為何嘻笑。

範例：

當某同學走過來和布藍特打招呼時，他總是忽視那同學。

範例：

柯帝士總是注視著別人的臉詢問：「我令你抓狂嗎？」

情感表達障礙：

正常的溝通包括口語與非口語的溝通形式。這些學生可能受限於所使用的各種不同的溝通形式。已經發展口語技巧的學生仍會遭遇到說話、語言結構或內容上的困難。

無效的非口語溝通：

有些非口語的學生非常擅於利用手勢和其他非口語的溝通型態，表達他們的需求與需要，即使他們不會說話，卻是非常優秀的溝通者。

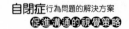

本方案的自閉症學生,可能無法有效地指出物件、使用手勢、肢體語言、臉部表情以及其他可協助表達需要的方法。不論有沒有口語表達的能力,他們無法好好使用這些非口語技巧。

範例:

每當傑森想要某樣東西時,就會哭。他似乎不知道如何告訴你,或指給你看是什麼東西讓他哭泣,你只能猜。

範例:

林妮的臉部表情無法配合當下的情境,即使你跟她分享令人愉悅的事情,她總是生氣的表情。

範例:

即使有人對喬休發脾氣,他還是在笑。

範例:

當辛蒂試著告訴你某件事時,她很難表達自己,她一直說:「那個、那個」,且朝某方向揮動手臂,她需要學習更有效的指認來幫助傳達訊息。

說話問題:

有些學生無法產生語彙或使用聲音,以有效達到溝通目的。常見的三個問題為:

難以發出聲音、口語或表達要求或目的的語彙。有時他可以,卻不穩定。或許他可以自然地發出來……幾乎是意外的,例如在遊戲的時候。或許他可以自然地說出某些語彙來要求或抗議,但他無法有意圖的或應你的要求再做一次。

範例:

帝摩斯是非常沉默的兒童，他很少發出聲音或口頭噪音。當他出聲時，很少是不同的音。當你要求他仿音時，他通常無法做到。

範例：

當你試著要求亞歷克西斯說話時，她通常說不出任何話，但當她抓狂時，卻會從嘴裡蹦出完整的句子。

範例：

有時亞瑟可以說某語彙來表達要求，有時卻不行，很不穩定，但他可以輕易地說「不」。

只為某種目的說話。或許學生可以唱歌、背誦單字、計算或重複說著電視與收音機的片語。往往他們只會跟著音樂，重複且有節奏地發出聲音。學生可能使用這些發聲，參與他人、錄影帶或錄音帶。有時，這樣的聲音是為了自我娛樂或自我刺激。這些通常不是為了目的性的溝通以傳達需要，他可能不會使用這些聲音來溝通，或在要求時，不會發出這些或其他的語彙。

範例：

傑夫計算並唱著字母歌。事實上，他可以背誦最喜愛的錄影帶裡的每一字句，但如果你想要他說，或重複其他的語彙，他通常無法做到。

範例：

一直以來，愛麗絲不會使用任何語言來溝通，但如果你靠近一點聽，你會聽到她跟著最喜愛的錄音帶，哼唱最喜歡的歌。

很難說清楚。學生無法平滑地協調舌頭、嘴唇與嘴部的其他構造，造成發音不清楚或說話含糊。當學生試著說話時，無法說得很清晰。

範例：

估計大約 50%的自閉症學生是非口語的，或其口語技巧非常有限。這比例是變動的，辨認高功能或只有輕微障礙的學生勢必影響數字。其他特殊需求的族群有些非口語溝通的學生。認知障礙程度愈嚴重族群，有較高比例的學生無法說。

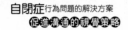

卡琳試著告訴你她想要的，但她說的話很難理解，她沒有放入太多音，而且很難了解她說什麼。

範例：

當哈里試著說話時，跑出來的全是單音節，他的聲音聽起來像咕嚕聲，很混淆，幾乎全是母音。

語言遲緩或障礙：

當學生學習語言時，他們可能沒學到足夠的語彙以表達真正要說的。有時，學生已經學了語彙，卻在需要的時候總是找不到適當的語彙。常見的語言問題包括：

學生知道如何使用的單字非常少。因為知道的單字很少，所以他可能為了不一樣的目的，一再重複使用。

範例：

羅傑只會使用三個單字：「小餅乾」、「洗手間」以及「不」。任何時間當他想吃東西時，不管是吃什麼，他都說「小餅乾」。他常常說「不」，似乎用「不」當作回應要求的一種方法，而不是真的用來抗議某件事。

他們無法輕易使用特定的語彙表達自己。有些學生好像知道比較多的單字。有時他們試著使用，卻用錯字，結果最後決定使用的字句，並無法傳達他們想要分享的訊息。

範例：

賈斯汀拉著媽媽進廚房，並且說：「小餅乾！」當媽媽拿餅乾給他時，他卻大聲哭鬧，並重複說著「小餅乾」。媽媽再給他一片餅乾，他仍持續哭鬧。後來媽媽放棄了，另外拿些果汁給他，他竟然開心地笑了。

有時候，學生必須花很長的時間，方能想到正確的

單字。當他們自然說出口時，或許可以更輕易地想到適當的語彙，但若處在別人期待說出答案的壓力下，他可能需要花更長的時間才能想到。當壓力愈大，他們愈難表達。通常他們需要花很長的時間。為了尋找正確的答案，使用實物圖卡可以協助他們，更容易記得適當的字句。

範例：

當你問卡洛琳問題時，她坐著並微笑，但需要很久的時間才能回答你。

範例：

當你問蜜雪兒想要看什麼書時，她想了很久，無法回答你。假若提供她一些選擇，她可能很快就能回答你。

他們似乎說很多話，卻不太能表達。有些學生有能力用更多的語彙，但卻無法清楚傳達想法。

範例：

麥克話很多，總是說個不停，但當你試著跟他談話時，他說了，卻不知所云。儘管他使用許多語彙，卻無法真正回答問題，他需要學習如何使用較少的語彙來表達特定想法。

範例：

大衛脫口而出，很快地回答問題，但他最大的問題是不花時間思考，而且說出來的答案可能跟問題無關，即使你明白他知道正確的答案。他需要學習回答之前的等待與思考，如此才能更有效地控制語言。

範例：

傑瑞的社交很好。他很喜歡壟斷談話，一開始他說得非常流暢，但漸漸地，你將了解到，他在談話時加入無意義或虛構的字句（流行話）。因此，他想要傳達的

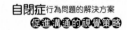

真正訊息就不是很清楚。

其他不一樣的語言和溝通方式：

不尋常的說話形式。有些自閉症學生說話方式很特別，例如：用單調的聲音、如同機械人或以唱歌的方式說話。

範例：

辛西亞常常被取笑，因為其他學生形容她說話的方式很像機械人。

鸚鵡式語言。有些學生重複或模仿所聽到的語言。立即性的模仿是重複他人說的話，而不是回答問題或以自己的語言回應。

範例：

當有人詢問麥爾肯問題時，他重複問題。例如，當老師問：「麥爾肯，你的眼鏡呢？」他的回答還是：「你的眼鏡呢？」

延遲性模仿是指重複曾經聽過的、記憶中的語言或片語，這些可能是過去他人曾經使用過的或從別處聽來的（例如：電視）。學生會用這些記憶中的字句告訴你某些東西，而不是自己創造的字句。有時他們重複這些鸚鵡式的語言，卻不是真的想和別人溝通。

範例：

陶德以走近並唱著：「今天你應該要好好休息」的方式跟別人打招呼。

固著性行為。當自閉症學生沒有能力使用各種語言時，會試著以持續的重複性行為，傳達他們認為重要的事。持續性的重複行為稱為「固著性行為」。

> 使用鸚鵡式的語言並非壞事，這也是學習溝通的一種方式。以消除自閉症學生的鸚鵡式語言為教育目的，不會產生滿意的結果。相反地，以「增加學生可以說的事物」為目的，將協助他們成為更有效的溝通者。

範例：

強納森星期四要去看馬戲團表演，他無法隱藏非常興奮的心情，所以一天之內問了五百萬次：「星期四是不是要去看馬戲團？」他似乎真的是很想談關於馬戲團的表演，但是他不知道除了這麼說以外，還能怎樣表達。

範例：

馬提非常迷武士，他一天之內可以說「快變，武士先生」一萬兩千次。有時是自言自語，有時則是試圖跟別人交談。

無效的交談技巧。就像走路與跳舞不一樣，交談技巧不同於只是說話。與人交談的過程，需要能輪流及在不斷變化的情境下判斷。常見的困難包括：

- 如何開始交談。
- 當有人開始交談時回應。
- 持續參與交談。
- 輪流交談。
- 發展交談的主題。
- 持續在交談主題。
- 知道何時及如何結束交談。

範例：

凱文走近同學，並說了些令人抓狂的話，以引起同學的反應。當同學勃然大怒時，凱文卻笑了，他似乎沒有更合適的方式與同學互動。

範例：

泰倫每天都走近人群問道：「你的警車是什麼顏色？」他很想與人互動，卻不知道如何用其他方式來開始交談。

範例：

布拉德對籃球很執著。當別人想跟他談話時，他總是把話題轉到與籃球有關的訊息上，他總是在交談中插話：「他投籃了！……他得分了！」不論什麼樣的話題，布拉德總是把主題轉到籃球上，他需要學習如何談些其他的話題。

範例：

當莎拉想要交談時，她總是一直說個不停，直到別人都離開。莎拉需要學習如何與談話對象輪流。

辨識與修復溝通失敗。有些自閉症學生想要跟你溝通，他們可能無法意識到什麼時候你不了解。如果他能明白你不了解，他們也可能不知道還應該如何傳達訊息。如果他們不了解你溝通的訊息，他們也不知道該如何告訴你。

範例：

傑克試著告訴人們他想要的，但沒人了解他的話。當沒人了解時，他就發脾氣。傑克需要學習如何指出或展示某實物，或使用一些其他的方式來傳達他的訊息。

範例：

假如你告訴伊麗莎做某件事，但她卻不了解時，她只會站在那裡看著你。她不知道該如何讓你知道她並不了解你說的。

溝通失敗是指溝通訊息無法傳達。有人試著去傳達訊息，但對方無法了解。確認溝通失敗的時機是非常重要的技巧。那麼，如果訊息無法傳達，試圖溝通的一方能夠了解他的訊息無法被理解嗎？如果那訊息不被理解時，他們會試著使用其他溝通方法修復失敗嗎？所以，首先你應該辨認發生了溝通失敗，然後必須採取某些行動修復失敗。許多溝通上面臨挑戰的學生不知道如何處理，許多成年的溝通對象也缺乏這些技巧。

◎ 溝通問題如何影響行為？

哎呀！我快被淹沒了！學生會出現的溝通問題有這麼多方式。這些問題如何影響行為呢？

　　行為與溝通息息相關。重要的是，別忘了這些學生的溝通方式不同，什麼是他們能理解的，以及他們如何與人溝通，都與同儕不同。我們已經探究的只是問題種類的抽樣之一。以下這些是你需要記住的，問題情境通常發生的原因是：

1. **學生不了解**
   - 學生很難理解周遭環境中的社交線索。
   - 他們難以了解與詮釋他人的訊息。
   - 他們無法有效參與，因為他們不知道需要學習什麼。
   - 行為問題來自學生的誤解與混淆。
   - 行為問題的發生是因為別人不知道他們不了解。
2. **學生很難表達自己**
   - 人們沒有意識到學生試圖要溝通。
   - 某些情況下，溝通對象期望不同的溝通形式，沒有回應他們試圖溝通的訊息。
   - 人們無法正確地詮釋學生的語言、溝通意圖或行為。
   - 學生的溝通意圖無法充分表達他的需求與需要。
   - 學生使用行為試圖達到目的，因為這樣的方式比

有時候，當人們聚焦在兒童學習說話上，他們只期待口語、要求口語或只接受口語。他們不回應學生嘗試使用的所有其他溝通形式。即使是學生使用的非口語溝通策略能清楚溝通，他們仍無法認可這些策略的價值。審慎是需要的。重要的是，別忘了所有的溝通形式都有價值，有效的溝通方法包含許多形式，而不只是口語而已。

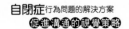

其他所知道的溝通形式有用。

3. 學生不知道還可以做什麼

- 學生做他們知道如何做的。
- 他們需要學習新的或不一樣的技巧，以幫助他們更有效地參與日常生活事務。

重點：溝通不只是說話而已。這是複雜的過程，需要結合許多不一樣的技巧。即使他們開始發展溝通技巧，要記住很重要的是，他們的溝通方法可能效果不彰。

> 當我們只期待一種對學生而言實在是太難的溝通方式時，那麼，他不是不與你互動，就是訴諸行為來更強調他的意圖。

- 他們習得的溝通技巧有限。
- 他們擁有的技巧無法有效運作以幫助他們了解環境或得到他們的需要或需求。
- 溝通技巧的困難是造成行為問題的主要原因。

小提醒：學生會使用對他們最有效的。

- 假如他們不知道做什麼，他們會做自認為可以做的事情。
- 假如他們試著表達需要與需求，人們卻不了解時，他們可能嘗試另一種方法……或許使用比較不令人滿意的行為（從我們的觀點），但卻較有效（從他們的觀點）。
- 當他們遭受挫折時，他們會讓你知道。

如果溝通對這些學生是如此重要的問題，有什麼治療方法嗎？

最好能想到某些東西可以用來「修復」這些學生，使他們不再有那麼多的溝通困難與行為問題。可惜的是，這不是實際可行的目標，但有兩件事我們可以做，以有效地影響這些學生的生活。

> ・促進了解
>
> ・教導技巧

這目標是幫助學生發展各種技巧——一整套方法，這將幫助他：

- 更有效地獲得他的需要與需求。
- 以彼此都愉悅的溝通方式與人互動。
- 更有效地參與他的生活活動和日常工作。
- 增加了解。

為了成功達到這些目標，需要釐清學生的學習優勢。

問題！我們一直在談論問題。這些學生有優勢嗎？什麼是他們的優勢？這就是視覺策略適用的地方嗎？

沒錯！很高比例的自閉症或其他中重度溝通障礙的學生，都是視覺學習者。這表示他們理解所看到的優於所聽到的。當我們進一步探討時，就會很清楚為何使用視覺策略是改善溝通並成功改變行為問題的高度有效方法。

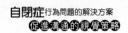

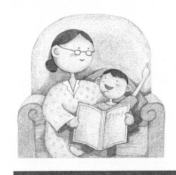

第三章　什麼是視覺策略？

　　了解到人們運用不同的學習方式，讓我們發現大部分的自閉症或中重度溝通障礙學生是視覺學習者，這表示他們了解所見的勝過所聽到的。此一觀察的重要性在提供溝通、社交互動及學習無限的啟示。無法有效地接收或處理聽覺訊息，可能是影響學生適當行為表現或參與的重要因素之一。

你認為自己是聽覺或視覺學習者呢？當作者問聽眾這個問題時，約95%的人將自己歸類為視覺學習者。或許這些溝通障礙的學生跟我們沒那麼不同，為何他們更容易被影響呢？可能我們遭遇困難時，比較會以其他方式替代。

重要的是要記住，視覺溝通對大部分的學生是最有效的溝通方式。

如果這些學生是視覺學習者，我們需要做什麼？

我們應該更視覺化溝通。這些學生生活與學習在高度口語的環境。想想我們如何與他人溝通，我們說……再說……說得更多。

教育方案通常把焦點放在教導溝通技巧，但這些溝通技巧在大部分的設定裡，主要還是在發展學生的表達性溝通技巧，幫助他們表達需要與需求，反而很少將注意力放在增進這些學生了解生活中溝通的能力。

我們如何幫助他們更容易了解？

運用視覺工具和輔助來提供結構和慣常的程序，對於這些學生的生活非常重要。這些視覺工具被用來：

- 提供學生訊息。
- 提供指示。
- 教導社交技巧。
- 條理化環境。
- 建立規則與行為指引。
- 教導學業技巧與工作任務。
- 輔助學習表達性溝通技巧。
- 以及更多方式讓溝通更有效。

什麼是視覺工具與輔助？

　　你看得見的所有事物。思考我們使用你看得見的那
些溝通形式。

1. 首先，想像你自己是視覺工具。觀察你如何運用
   手勢或肢體動作輔助溝通，例如：

- 微笑或皺眉。
- 搖頭與點頭。
- 伸手。
- 拿起某物品。
- 指出。
- 以及更多方式。

2. 然後，想想生活環境中有哪些自然的事物
   可用來當作視覺工具，幫助學生了解：

- 物品、人。
- 圖片、海報、照片。
- 印刷品、書籍、標籤、標誌。
- 任何你看到的物品。

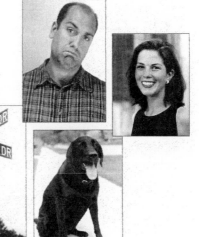

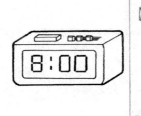

3. 如果我們需要更多視覺工具，可以自己創造。我
   們可以特別設計視覺工具，以滿足學生的特殊需
   求。

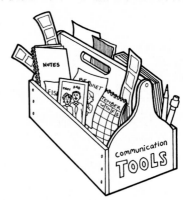

   ‧ 時間表。
   ‧ 日曆。
   ‧ 選擇板。
   ‧ 規則表。
   ‧ 清單。
   ‧ 書面的指示。
   ‧ 行為提示單。
   ‧ 許多幫助學生了解與知道如何做的工具。

這些視覺工具或輔助可以做什麼？為何要使用？

　　視覺工具或輔助提供結構，幫助學生有效參與及避
免許多行為困難。在困難當中，利用他們視覺上的優勢，
使用視覺策略來教導技巧及輔助溝通。這個方法提供了
必要的架構，實質改善了許多行為問題情境。行為問題
一旦發生了，視覺工具提供學生修正行為的方法。使用
視覺工具或輔助的主要理由是：

   ‧ 改善溝通——包括理解與表達。
   ‧ 提供學生訊息。
   ‧ 輔助學生處理生活的例行事務。
   ‧ 教導技巧。
   ‧ 預防問題。
   ‧ 問題介入。

什麼是你想藉由視覺工具或輔助達到的？你的目標是什麼？

有許多目標，但最重要的一些目標是：

- 引起學生注意。
- 促進了解。
- 減少害怕與焦慮。
- 鼓勵適當的行為與參與。
- 促進表達性溝通。
- 教導自我規則，使學生可以學習管理自己的行為。
- 教導獨立所需的自我管理。
- 增加學生成功跨越空間與情境。

視覺工具與輔助成為學生生活中，互動與學習的主要溝通方式。

這如何與行為相關？

行為問題的發生有許多理由。當你尋找行為問題的原因時，很明顯地混雜溝通困難。當你進行解答時，溝通便成為需求。

◉ 實際的基本要求

自閉症或中重度溝通障礙的學生常常有許多的行為困難是由於無法了解所處的世界，以及有效地獲得需要與需求。他們傾向是視覺學習者，卻生活在非常聽覺的

世界。由於容易挫折及常遭到誤解，他們的行為通常不同於其他的學生。有時他們無法了解如何做其他學生做的事；有時他們運用其他學生通常不需要使用的策略來控制世界，這使他們成為充滿挫折的學生，而教導他的家長或老師也會感到沮喪與焦慮，有時會因為他做了什麼，或不做什麼感到困惑。

為了解決這些挑戰，我們發現相對的學習優勢，這些學生較容易了解他們所看到的勝於所聽到的。以簡單邏輯來說，教導他們的優勢，利用優勢來彌補學習的不足。因此，視覺策略應運而生。

最重要的是：

視覺策略行得通！這些技巧適用於口語的學生，也適用在非口語的學生。不管高功能或低功能的學生，皆可從依其能力設計的視覺工具獲益。視覺工具或輔助不是「魔法繃帶」，會修復這些學生的所有問題。但這些工具提供他們極有價值的架構來輔助生活。利用視覺工具或輔助會使生活不同，非常大的不同。這是本書接下來討論的部分，包括許多的想法，以及許多該如何做的建議。*

---

* 作者備註：《促進溝通的視覺策略》一書中，關於如何及為何使用有更深入的解釋，書中也有許多的範例及如何使用的訊息。

第二篇
評估考量

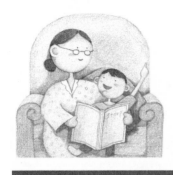

第四章 評估行為情境

處理行為情境最重要的部分是問題的評估或
評量。沒有完整地評估學生及其行為問題，
行為處理將變成一系列特殊行為或事件的反
映，而不是輔助長期改善的計畫。

沒有評估學生行為問題的原因，是人們反應問題很常使用的一些方式。當學生做出特定的行為時，他們決定以某一特定結果介入，停止那行為。不幸地，這樣的方式經常造成更多的挫折，而無法解決問題。除非那些行為的原因以某些方式滿足，否則會一再出現。例如：

> 除非那行為的原因以某些方式滿足，否則那行為會一再出現。

- 珍妮不斷脫鞋子，結果她必須罰坐在某個廣場內，直到把鞋子穿上。如果沒有人想出她脫掉鞋子是因為有東西刺到腳，他們將一整天與珍妮對抗。

- 大衛突然抓隔壁同學的食物，結果大衛被罰離開餐桌一分鐘。糟糕的是，這行為後果並沒有教大衛如何適當要求，使他不再抓取他人的食物。

完整的評估將指引解決學生行為問題需要的答案。

你推薦哪種測驗工具來評估行為問題？我想買一套！

成功評估最重要的工具是觀察力，熟練的觀察有如看電影一般。在電影院，你不僅看影片的主角，也會注意到所有的配角、布景、音樂及其他與故事創作相關的元素。評估行為需要對細節同樣警覺。你密切注意學生的行為外，也要注意觀察其他相關因素。

1. 我們需要在學生當下環境的脈絡觀察行為問題；
2. 其次，行為的原因是重要鎖定的目標；
3. 然後我們必須在所理解的學生能力與特殊需求間取得平衡；
4. 這些訊息的結合提供可行的解決之道。

評估發生在當我們觀察到學生在情境、場所與互動

中處理自己所造成的困擾，當我們愈能從「大圖像」的
脈絡看到問題行為時，就愈能有效地訂定解決方案。

◉ 評估的工具

有許多評估的方法與施測步驟被用來作為行為觀察。

ABC：

ABC 是最常見的紀錄格式之一。這是蒐集資料的簡
單方式，幫助你思考究竟發生了什麼事，以及觀察整個
事件脈絡下的行為，不只是特定的行動而已。這目標是
為了記錄：

- **前情**（Antecedent，行為問題出現前發生了什麼
  事情）。
- **行為**（Behavior，學生做了什麼）。
- **結果**（Consequence，之後發生了什麼，行為的結
  果是什麼）。

行為觀察		
前情	行為	結果

ABC 是很容易邏輯觀察「大圖像」的方式，指引我
們觀察行為的方式，協助裁定造成行為的原因。

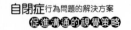

功能性的行為分析：

　　人們使用許多不同方法來分析學生所表現的行為。分析這些行為來判定其目的或功能，稱之為「功能性行為分析」。功能性行為分析的目的是為了能整體性觀察所需的訊息，發展長期的改善方案。記錄你所蒐集的資料，有助於情境的分析。

蒐集資料：

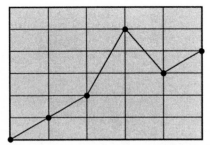

　　蒐集資料是引導我們觀察的另一個簡單工具。許多不同方式的資料，可幫助我們解決問題。最常使用的有：
- 學生在生活例行事務發生某一問題的紀錄。
- 特別確認學生做了什麼或沒做什麼。
- 持續追蹤學生做或沒做某事的次數——某一問題發生有多頻繁。
- 確認學生行為或表現上的改變。

　　蒐集資料幫助我們確認事件的記憶。當我們改變某件事情或作法不同時，資料幫助我們知道改變是否真的造成學生行為不一樣。

你如何知道做什麼才能解決這些問題？這是我最想知道的部分！

　　沒有魔法處方。「行為情境評估指引」工具或許有幫助，這工具設計來引導你的觀察及思考你所處理的行為。由於每位兒童都不一樣，每種行為問題都是獨特的，

所以答案需攤開來檢視。

　　ABC 功能性行為分析以及資料蒐集，給我們一些匯集資料的方法，到底發生了什麼事，這幫助我們發現問題是什麼，不過這些工具並不會告訴我們解決問題的答案，「行為情境評估指引」引導你找出一些解決之道，朝向本書討論的策略。ABC 工具並沒有試圖取代其他評估或觀察工具，而是補充其他評估方法。這評估工具不會解決你的所有問題，但提供評估或更了解問題的參考架構。

◎ 評估行為情境

什麼是行為情境評估指引？

　　這工具有五個部分。本書所討論的材料將協助你回答這問題。當你仔細考慮這些答案時，想想下列這些要點：

1. **描述情境**（更深入的討論詳見第一章）
有效的行為情境評估需要一些初步的訊息。

- 首先，我們需要知道關於學生是誰的一些特定細節。所有的行為問題需要依學生年齡與技巧程度檢視。我們所需最重要的訊息之一是他的能力或功能，這不是指實際的智商分數，這只是意謂我們需要確定學生的功能是否符合其年齡、中下或處於嚴重障礙程度。這訊息將使我們對學生較實際的期待。對技巧某一程度的期待並不適合另一程度。令人驚訝的是，許多人宣稱他們不知道學

生的功能在何種程度。沒有這些訊息，我們就得冒著風險，設定學生可能永遠都無法達到的期待。

- 評估始於客觀、完整的問題描述，這必須在確定適當的解決之道前執行，千萬別跳過這個步驟！

- 如果行為存在，其實就已經以某些方式反應了。有任何防止問題行為發生的措施嗎？現有的預防措施學生如何反應？現有的系統有沒有效？為什麼？其他人又如何回應這些行為呢？結果呢？

- 透視這些行為問題，協助我們選擇要處理的部分。不太可能試著改變學生的每一件事，而是挑最重要的部分來教導。

2. 分析與解釋行為（更深入的討論詳見第一、二章）

一旦我們描述行為，需要試圖詮釋所見的。我們需要分析訊息，幫助了解所觀察到的，這有助於我們理解為何行為會發生。在找出有效、長遠解決方法前，這步驟是必要的。

- 行為問題很少是單純事件，愈能從學生的觀點了解情境，解決方法就愈有效。

- 溝通夥伴或直接參與行為情境的人，可能和那學生的觀點非常不一樣。

- 外在觀察者看情境，可能與那些直接涉入的人不同，當你在互動中不是那麼活躍時，往往比較容易看見全貌。

- 有時，行為的理由與目的非常明顯，而有些時候則答案不清楚。在那樣的情況下，可能就得猜測或假設，直到獲得更多訊息。當你利用假設來計畫解決方案時，如果你的假設是對的，情況就相

當明顯。如果學生回應你的解決方案，你就可能是對的。

3. **發展解決之道**（更深入的討論詳見第一、二章）

· 首要目標就是預防問題的發生，這是理想，不一定常常行得通。

· 次要目標是當問題真的發生時，具備處理問題的工具。

· 別忘了！沒有採取行動可能與採取行動同樣重要，得視當時的情況而定。

4. **選擇策略**（更深入的討論詳見第三章，而其他章節則概述多樣的選擇）。

· 由於溝通經常是問題的部分，應列入解決方案中。

· 由於視覺策略是有效溝通的重要環節，應視為任何改變行為方案的重要考量。

· 有時候，重要的改變來自溝通夥伴，他們如何修正溝通或行動的方式，可能明顯影響學生的行為。

5. **評估新計畫**

持續的評估告訴我們，我們所做的是否創造了我們想要的結果，評估與觀察是行為處理的必要元素。

利用「行為情境評估指引」協助你發現簡單而有效的行為問題解決方案。

行為情境評估指引

姓名：_____

年齡：_____

診斷：_____

整體能力／功能程度：_____

溝通技巧：_____

　理解：_____

　表達：_____

社交技巧：_____

其他觀察：_____

特殊考量：_____

行為的本質：

學生做的，有哪些特別的？

學生無法做的，有哪些特別的？

描述行為問題

情境：

當行為發生時，還發生哪些事情？

問題何時發生？

・一天中的哪一時段？

・在什麼活動時？

問題在哪裡發生？

・有特定的場所嗎？

行為發生的頻率？

・有固定的模式嗎？

後果：

行為發生後，學生做了什麼？

這行為現在如何處理？

・行為發生前有任何預防的措施嗎？

・學生如何回應現有的預防措施？

・當行為發生時，如何處理或回應該行為？

・現有的行為處理方法有效嗎？

重要性：

為何這些行為需要被提出？

・令人討厭的習慣

・我想要改變的行為

・真的很令人討厭的行為

・造成問題的行為

・造成重大問題的行為

・我再也無法忍受的行為

・妨礙生活常規的行為

・妨礙學習的行為

・造成傷害的行為

期待的情境：

學生應該做什麼？

學生不應該做什麼？

期待什麼樣的改變？

其他觀察：

分析問題與詮釋行為

從<u>學生</u>的觀點

學生有問題嗎？
○為某事困擾
○想要他無法得到的東西
○感覺不好
○不知道該如何做某件事
○不想要某件事
○沒有問題，只是自然的去做
○其他

○無法忍受特定的人或情境
○對某人或某情境有特定的反應
○做了不適當的事情
○不會修復溝通失敗
○不知道該做些什麼

溝通或行為的功能（目的）為何？
有溝通的意圖嗎？
　　　○尋找社交互動
　　　○得到注意
　　　○避免社交互動

　　　○要求
　　　○抗議

　　　○獲得訊息
　　　○提供訊息

　　　○逃離

　　　○交談

　　　○其他

行為表現缺乏互動嗎？
　　　○自我刺激
　　　○其他

學生想要發生什麼事？

學生期待發生什麼事？

這行為達到學生的目標嗎？

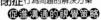
分析問題與詮釋行為

從溝通夥伴觀點

有發生溝通失敗嗎？

溝通失敗的本質為何？

　學生：

　　○不了解

　　○無法表達自己

　　○其他

　溝通夥伴：

　　○不了解學生

　　○必須以不同的方式與學生溝通

　　○其他

分析問題與詮釋行為

從<u>觀察者</u>／<u>分析者</u>的觀點

行為的原因可能是什麼？

○符合其年齡

○符合其發展程度

○社交技巧問題

○溝通失敗

○不同的學習風格

○幼稚的行為

○感覺問題

○環境

○醫療需求

○家庭問題

○習得的行為

○其他

單一原因嗎？

多於一個原因？

上述原因都是！

發展解決方案

要發生什麼事，才能解決問題？
改變造成行為的原因
及／或
改變成人對問題行為的回應
及／或
以更適當的行為取代原有的問題行為

以預防為目的	以介入為目的
（在問題發生前）	（在問題發生後）
○辨認原因	○辨認原因
○教導技巧	○教導技巧
○提供選擇	○提供選擇

視覺策略可以成為預防與介入的必備部分。

改變問題行為時，必須做些什麼？

‧ **輔助溝通**
　　○促進了解
　　○促進表達
‧ **教導**
　　○教導新的技巧
　　○發展常規
‧ **改變環境**
　　○物質環境──周遭的事物
　　○功能性環境──活動
　　○他人

‧ **獲得醫療關注**
‧ **調整感覺需求**

勿採取的行動：
　　○共存，因為不可能改變
　　○等待，直到孩子成長
　　○忽視，將自然消失

選擇策略

選擇策略

溝通適用於何處？

○促進了解

○促進表達

○增加社交技巧

○增加社交了解

○學習特殊技巧

○條理化生活

○自我行為規範

○自我管理

○其他

考慮視覺策略：

○增進了解

○條理化環境

○要求與選擇

○輔助自我管理

○提供訊息

○教導技巧

○教導特殊溝通技巧

○提供指示

○輔助表達

○教導行為規範

○其他

視覺策略如何成為解決方法的一部分？如何使用？

○為了改變原因

○教導不一樣的技巧

○改變行為的回應方式

○教導學生不同的回應方式

○其他

創造改變

溝通夥伴需要做什麼呢？

○改變溝通方式

○改變教導風格

○改變造成問題的某些事物

○改變問題的回應方式

○改變環境

實施計畫

什麼視覺工具或策略已經存在？

○該如何使用？

○要做什麼樣的改變？

需要發展什麼視覺工具或策略？

○視覺工具看起來像什麼？

○擺在哪裡？

○誰將使用？

○何時使用？

○如何使用？

需要遵循哪些步驟來輔助學生預防或消除行為被質疑的機會？

使用哪些步驟教導適當的技巧？

當問題發生時，建立哪些步驟來介入或改變情境？

評估新計畫

發生了什麼事?

有什麼事改變了嗎?

這樣的改變導致學生的行為改變了嗎?

學生的行為如何改變?

這樣的改變導致令人滿意的行為嗎?

下一步是什麼?

繼續使用已經執行的方案,因為有效。

加入更多的策略協助解決這問題。

改變至今仍不見成效的方案。

提出不同的問題或情境。

第三篇

改善溝通

　　行為問題、溝通與視覺策略三者息息相關。因為溝通失敗是許多行為問題不可缺少的部分，改善溝通是最主要目標。本章將強調一些重要的技巧，一起改善學生與夥伴的溝通，這些技巧是有效溝通互動的基礎。

　　這些學生需要的重要技巧是建立溝通的基石。這些對視覺策略也非常重要，能真正帶來不同。這些技巧輔助視覺工具的使用，而視覺工具的使用也將促進這些技巧的發展。

　　溝通夥伴者需要記住，他們是學生成功的重要環節。人也是視覺工具，他們運用自己的方式會導致行為問題，或是成功溝通的差異。

　　一旦擁有這些基本技巧，使用視覺工具和輔助，將達到最大的潛能。

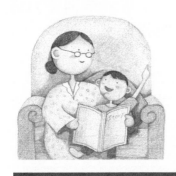

第五章　成為更好溝通夥伴的十大秘訣

發展有效的溝通互動技巧，是自閉症及其他溝通障礙學生的重要需求。

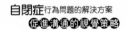

有些很難溝通的學生，不論我如何努力嘗試，總覺得無法跟他們連接。

很容易思考哪些技巧是我們希望學生學習的；然而更大的挑戰是觀察我們的溝通風格，為了真正與學生連接而修定我們的技巧。做些小小的改變，可以協助我們成為更好的「溝通夥伴」，這在與難以互動的學生一起工作時尤其重要，這些祕訣將提高成功率。

1. 配合學生的高度

想想看！大人多常讓學生覺得高高在上。一般來說，學生的身體遠比大人來得小，當他們坐著而大人站立，或是其他的組合姿勢時，會造成臉與臉之間莫大的距離。

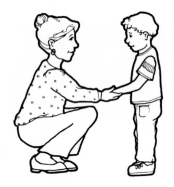

- 坐下、彎腰、蹲下或盡可能地讓你的臉在兒童的視線高度，你可能需要移動自己或兒童的身體來達成到這高度。

2. 建立注意

你需要比周遭的事物更令人感興趣。

有些自閉症患者，雖然可以看見或聽見，卻無法同時進行，或許這是他們視線接觸不良的原因之一吧！

- 將身體靠近小孩。有些小孩只在當你離他們幾吋或是幾呎時才會回應，試著在房間另一頭與他們連接不會有效。但要知道，有些學生不喜歡人們太靠近他，細心的觀察將協助你確定有效的距離。
- 讓你自己在兒童的視線範圍內。如果兒童把頭轉向別處，我們很自然地會把他的頭轉回來面對自己，其實移動你的身體，讓自己在兒童的視線範圍內會更好。
- 注意學生朝向你的時候，並不需要學生用目光盯

著你。移動他的身體或面向你,或轉移他的目
光,都足以證明他在注意。

- 變得更活躍。盡你的需求卡通化,這可能意謂著
  一點愚蠢的感覺。誇大臉部表情、姿勢或肢體動
  作會有幫助,也可以試著改變音量、速度或者音
  調。

- 使用視覺道具。拿著你正在說的實物或圖片,放
  在孩子的視線範圍來回擺動,直到你確定他看到
  了,試著將這些道具擺在你的前面或靠近臉部、
  嘴巴,讓他可以同時看到。

3. **準備學生進入你要進行的溝通**

學生轉移注意力到你身上,可能需要花些時間。很
多時候,這些學生在這方面的技巧都顯得比較遲緩,如
果你的溝通太快開始,他們可能會遺漏重要的訊息。

使用語言信號提示學生準備接收你的訊息,試著叫
學生的名字或是發出準備的話語:

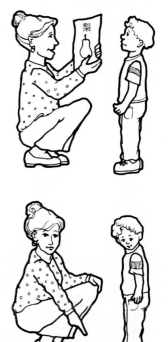

- 「看」　　　　・「喔!喔!」
- 「聽」　　　　・「好」
- 「注意」　　　・「預備」
- 當你不確定學生是否注意時,可搭配語言信號和
  動作。
- 使用視覺道具,幫助他轉換思考到你要談的主題
  上。這在你從某一主題或活動轉換到另一活動
  時,特別有用。

4. **使用有意義的動作或肢體語言**

動作與肢體語言對於澄清訊息非常重要,幫助學生
注意和理解你所說的。這些方式如何使用,會產生大不
相同的效果。當你說話時,只是隨意的揮手並無法改善

溝通。與溝通無關的快速轉換動作,實際可能降低你試圖傳達的訊息,而有目的的動作則可增加你的互動。

- 誇張的動作。做出比平常誇大的動作,幫助引起注意。

- 以緩慢、顯著的方式運用姿勢或肢體動作,停頓以增加戲劇性效果。當你搖頭時,延長搖動時間;當你做鬼臉時,延長這些表情的時間。

相互指示是指兩個人同時注意某件事物。

- 假如你在指著某物品時,指示的動作要夠久,維持那動作。學生不太容易注意到輕輕且移動的指示動作。別忘了!好的指示動作對於幫助學生熟悉相互指示(mutual referent)十分寶貴。當你一起看到相同的物品時,溝通的效果增加。

- 別忘了!溝通不只是說話而已,你的手、臉及身體都是重要的溝通工具。

5. 以視覺來輔助溝通

視覺輔助可達成許多目的,最終是幫助學生更有效地參與。而身為溝通夥伴的你,若承擔某些使用視覺輔助的責任,將大大地改善與學生的互動。這使你們更享受彼此的社交互動。

- 別忘了!視覺輔助不只是圖片而已。圖片很棒,但只是其中的一種形式。肢體也是視覺工具,還有實物、人、電視節目簡介、書面訊息、日曆以及任何你所見的,都可以是視覺工具。

6. 緩慢且清楚地說話

如果你曾經聽到人們在答錄機的留言,你就知道一般人不是常常都能清楚表達。口齒不清、口吃、重複、忘記及夾雜不合邏輯的訊息是非常普遍的。有時說了第一句,又開始第二句,然後又結束在第一句。有溝通困

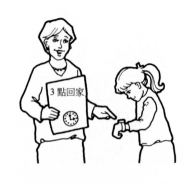

難的學生無法跟上這亂哄哄的局面。更何況,面臨溝通挑戰的學生往往處理語言比我們慢。如果我們說話速度很快,我們的話聽起來就會像快速轉動的錄音機。若我們又是「滔滔不絕者」,對學生尤其困難。放慢說話速度可以明顯地改善溝通。說話慢到甚至令人感到可笑,那時你才可能是以正確的速度說話。

7. 限制話語

話多不見得是好事。我們大多數被訓練的教學模式建議多說話,才能幫學生更容易理解,這是不對的。少話才有用,尤其是像我們這樣真正的談話者。單一語彙的話語和短句,通常比長句有效。判斷要說多少話的方法之一是配合學生的說話量。如果學生用短句說,那表示他對單一語彙及短句的了解會比長句好。

8. 在互動時,納入「等待時間」

當你問問題時,在期待回應前等待片刻。給指令時,停頓片刻讓學生有時間處理你的要求。大多數這類學生反應較慢,因為他們需要花些時間,讓腦袋去處理要求,然後想出如何回應。這有點像你打開電腦,在打字前需要等待「開機」完成。大人很容易跳進來重複要求或提供學生協助,卻無法等待,給予他需要的回應時間。

- 當你提出問題或要求時,讓自己數到 5、10 或 20,觀察學生花多長的時間回應。如果等了 5 或 10 秒令你感到漫無止盡也不要驚訝,當你在等待時會是如此。

- 充滿期待地等待。這意思是看著學生,尋覓他的回應,猶如你正在等待。你因為其他事情分心的時刻,你就在減少得到回應的機會。

- 當你在等待時,持續吸引孩子,維持視線的接

如何使用視覺輔助:先將視覺工具呈現在學生面前通常會有幫助,這會引起他的注意。然後,當他注意時,你可以提供簡單的口語指示或意見。如果你說得太快,可能在他注意到你之前,話就說完了。

「這部分讓我感到困惑,何以少說話對那些想要說話的人好???」由於這些學生沒有能力理解我們的說話量,他們無法跟上我們說話的速度。當我們放慢速度和使用較少的語言時,他們較容易抓住訊息。想想把水裝在汽水瓶裡,如果水流全開,太多的水無法輕易通過瓶口,就會沿著瓶緣流下來。如果水流關小一點,就可以很容易流進瓶口,而不會溢出來。

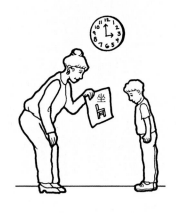

觸。在等待期間，做你需要做的事物，讓孩子注意你。這對有些兒童來說非常困難，可能需要移動某些東西來持續吸引學生。你可能必須移動你的身體，以回到他的視線範圍，你也可能要拿著某件東西或指著某一圖片，來維持他的注意力。

• 試著讓學生重複你的要求或指令。這不是常用的策略，有時複誦可以協助學生處理訊息，以開始行動或回應。

• 決定何時重複要求。最常見的問題是：「你如何知道還要等多久？」你可從觀察中得到答案。如果你發現孩子好像投入、處理或思考時，似乎比較有理由等久一點。不過，如果他開始看起來分心或明顯回應不正確時，就該是重複指令的時機。

9. **必要時，引導或提示學生回應**

等待之後，你可能決定他需要一些提示來協助回應。這有點像汽車以助動來啟動電池。一旦電池獲得足夠電力，就會運作得很好；只是在開始時可能電力不足，這些孩子也處在類似的狀況。引導或提示可以簡單隱約，如下所述：

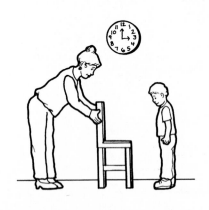

• 身體的引導：

 • 移動實物（例如：當你告訴他坐下時，稍微將椅子移至他的方向）。

 • 指著他需要看的地方。

 • 輕微移動他的頭。

 • 觸碰他的手或手臂，輕輕移往他需要行動的方向。

 • 給他一張圖片或實物協助他開始。

- 提示來增進學生口頭回應的能力：
  - 稍微動嘴巴做出學生說出時，需要的相同動作。
  - 發出學生需要提供答案的起始音。
  - 開始說一個句子，然後停頓讓學生填空（例如你說：「我要＿＿＿＿＿」。然後停頓，讓他接下去）。
  - 使用某件實物、圖片或好幾樣選項，幫助學生喚起嘗試使用的話。

最大的挑戰是要先等待，你不用急著給太多引導或提示。在給予足夠的協助讓孩子能成功參與，以及有足夠的把持來讓他盡可能獨立執行，二者之間要取得微妙的平衡。

10. 保持互動，直到達到你期待的回應

我們生活在步調如此快速的生活型態中，往往很快地從一個活動換到另一個活動。微波爐、得來速餐廳、遙控器及快速的電腦，降低我們對慢條斯理事物的容忍度。有效地與面臨溝通需求的學生互動時，需要改變在其他時間的快速生活方式。太快往前會失掉許多可教育的時機。我們很容易忽略錯誤的回應、急著幫助學生，或不允許足夠的時間讓完整的溝通互動進行。暫停，視每回的溝通互動為潛在的學習機會，所以，當你遭遇某一困難情境時，準備放慢步調，讓你可以實施一些步驟來造成改變。

- 立即矯正錯誤，花些時間引導或者告訴學生錯誤所在。
- 必要時修正你的溝通方式。
- 獲得你需要的視覺工具來幫助學生成功。
- 在互動中提供「結束」的訊息，讓你和學生知道

已經成功結束了。微笑、動作及口語鼓勵，可以幫助學生認識到他的成功。

修正我們的溝通風格並不容易。觀察哪些作法對學生有效。一旦你辨認某些技巧可以幫助學生成為更好的參與者，要記得使用。當然，你不需要一直使用這些策略。當你學習到將這些技巧融入自己的溝通風格時，你會發展出更有效的連結。但要提醒的是，在這清單上對你最困難的部分，可能是那些最能幫助學生的策略。

使用大量的動作來表達吧！

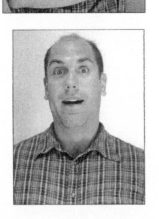

成為默劇演員吧！當你要與學生溝通時，試著使用大量的動作來表達，教導他們使用這些動作與他人溝通。誇張些！別忘了動作是視覺的。讓這變得有趣吧！

- 點頭表示「好」、搖頭表示「不」。
- 當你要求某事物時，伸出手來。
- 指著你所談論的實物。
- 指著你談到的地方。
- 聳聳肩膀表示「我不知道」。
- 將手指放在唇上表示安靜。

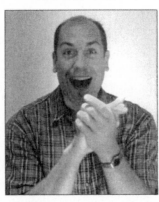

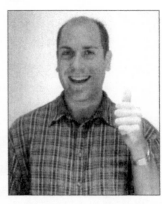

- 運用誇張的臉部表情表示驚訝或生氣。
- 將手把耳朵摀起來表示聲音太大。
- 將東西推開表示拒絕。
- 皺皺鼻子表示「噁心」或嚐到不好吃的食物。
- 讓你的臉看起來很驚訝。
- 讓你的臉看起來很沮喪。
- 將手放在腰間、交叉雙手或搖手指表示生氣。
- 將手放在身體的某個部位表示受傷了。
- 將手放在肚子表示餓了。
- 用力皺鼻子以確認某些東西有味道。

手語有時被教導來當作學生的一種溝通形式。這是視覺的，有些學生能夠從手語學習中獲益。問題是大多數的人不懂手語。對許多學生來說，手語的溝通效果不佳。學生運用手語數目愈多，愈少人能了解他的溝通意圖。打手語需要快速動作，還使得學生難以了解。另一方面，常見的動作表達則廣為人知，學生從理解和使用常見的動作表達獲益，這種溝通方式為多數人了解與使用。

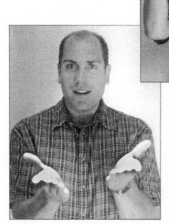
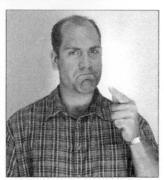

為了讓你的動作表達達到最佳效果，別忘了這些秘訣：

- 誇大動作。
- 保持你的動作片刻，直到引起學生注意。
- 對學生而言，緩慢且明確的動作比快速移動的動作容易了解。

重點：身體是非常重要的視覺工具。

- 溝通時使用動作表達，學生更加了解。
- 學習有效使用動作表達的學生，會成為更好的溝通者。

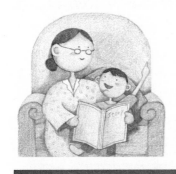

第六章　教導七大關鍵的溝通技巧

當然，語言是我們對學生期待的目標之一，但還有其他更關鍵的技巧讓學生成為有效的溝通者。不論學生是否會說，假若在溝通領域沒有適切的能力，發展社交及實用性技巧仍應視為溝通訓練方案的一部分。

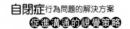

我是語言治療師，我被訓練來指導口語和語言技巧。這可不是口語或語言技巧。

許多語言治療師和老師未被訓練來了解這些社交與實用性技巧的重要性，他們的方針是試圖教學生說。對這些學生而言，這樣的作法如同房子還沒蓋地基和牆壁前，就試圖蓋屋頂。即使學生會說了，他們還是無法成為有效的溝通者，除非將這些溝通技巧融入他們的溝通方法。

這和我過去所學的治療形式不同。

這就是為何教導或提供自閉症學生的治療不同於其他學生。在同樣的領域中，大多數其他的學生不需要學習這些技巧。

事實上，這是家長與治療師會陷入衝突的地方。當一方看到訓練社交與實用性技巧的需求，另一方依然比較關注口語和語言，就會意見相左。這是兩套不同的技巧，互相影響，但教法不同。此一衝突在學生出現行為問題時會變得更嚴重，因為很容易就想到：

「只要他會說，就不會做出這樣的行為。」

試著加強口語發展，卻不教輔助技巧，不會達到目標。別忘了，即使學生會說，他們仍需社交與實用性技巧的訓練。

不論學生學到什麼口語或非口語的形式，發展社交與實用性技巧仍然是溝通的基礎。這些技巧是成為有效

122

溝通夥伴的基本要素，也是適切行為的基礎。在這領域的困難是許多行為問題出現的重要原因。當學生在這技巧領域愈有能力，行為就會改善，利用視覺工具來輔助行為將更有效。當你考慮這些能力時，以「視覺」思考！此清單所列的技巧可提供有力的視覺架構。

1. 參與社交

社交連結或遊戲性互動是自閉症學生通常遺漏或不足的技巧（其他障礙的學生在這領域較有技巧）。當學生無法察覺到其他溝通夥伴的重要性時，就無法溝通。學生需要認識到其他人的有趣和重要性，顯露與人聯繫的某些意願，或至少回應他人互動的意圖。

- 配合孩子的程度。人們通常試圖以超過學生的能力進行社交互動。開始時，配合學生的程度是非常重要的。真正有趣的互動是「卸下大人的身分」，像孩子般玩樂與行動，因為遊戲不只是拿出卡車和洋娃娃而已。真正的參與往往是一對一、面對面的肢體遊戲及需要體力的家庭遊戲。想想搔癢遊戲、躲貓貓及捉迷藏。參與社交是溝通的基礎。

2. 溝通意圖

為了有效溝通，需要有目的的做某些事情──肢體動作或是說話，才能得到他人的回應或反應。自閉症和嚴重溝通障礙的學生在這部分做不好。當他們試著要他人反應時，可能無法讓人清楚了解他們在試圖溝通。人們可能無法明白或正確地詮釋他們的意圖。教導學生更頻繁地試圖溝通是重要的目標，協助他們使用更多形式的溝通方式，使他們更容易被了解也是非常重要的需求。

雖然任何中重度溝通障礙的學生也可能顯露在這些技巧領域某部分不足，但自閉症學生更普遍有這些困難存在。

史都華看到有人拿著餅乾。假如他想要吃餅乾時，他看著餅乾並敲頭，卻沒有人意識到這是他表達需求的方式。雖然他試著表露溝通意圖，但其他人並不了解他的意思。史都華需要學習使用一些不同的溝通方式，讓人們了解他正試圖表達的需求，例如：教導這技巧就需要以肢體提示史都華利用指、伸手或其他動作來表達需要。

別忘了，實用性技巧是那些不易察覺，卻讓溝通有效的技巧。

> 許多語言發展較慢的學生學會使用非常有效的動作表達方法，獲得需要與需求。自閉症學生沒有這些技巧，他們通常需要特別教導，才能勝任使用動作表達。

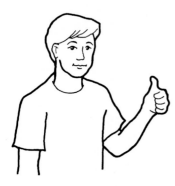

3. 使用自然的動作表達與肢體語言

在語言技巧發展更早之前，自然的動作表達與肢體語言是溝通的基本元素。好的動作表達方法很有用，幫助學生獲得需要與需求。當學生能夠利用動作表達調整所處環境時，許多行為問題便可避免或改善。

- 特別教導學生如何使用動作表達。
- 示範如何使用動作表達或肢體，並提示學生使用這些技巧。
- 考慮普遍能了解且常用的動作表達，像是指出、搖頭或「擊掌」。
- 教導學生表達動作時誇張一些，讓動作更容易被了解。

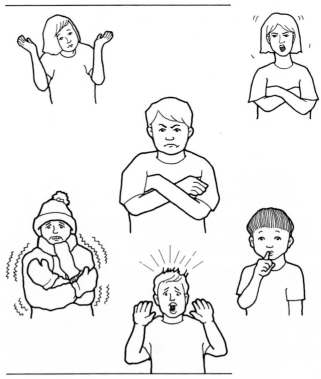

4. 使用各式各樣的溝通方式

不論學生有沒有口語，他需要有一套「完整」的溝通方法，意思是他必須能使用各式各樣的溝通形式與他人互動。一套可以包括口語、動作、書面文字、照片、圖片、實物，及任何能分享他們意圖的方法。有效的溝通方法包含各種溝通形式。

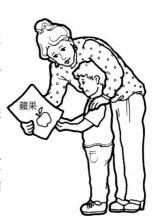

有時候，成人非常熱中於要學生說，卻不回應或支持學生使用其他的溝通方式。只關注於試圖教口語，卻不支持其他溝通方式的發展，其成效有限。

5. 使用替代策略來獲得需要與需求

學生必須學習如何辨識溝通失敗。如果他們試著與你溝通，而你不明白，他們必須學習其他讓你了解的方法，鼓勵多種形式的溝通，鼓勵使用動作表達或視覺工具結合聲音和口語。

6. 運用視覺工具改善溝通

學生必須注意你用來與他們溝通的視覺工具。教導他們運用視覺工具來獲取訊息，讓視覺輔具的管理成為生活常規的一部分。教導學生使用視覺工具與輔具，以協助表達他們的意圖給其他人。視覺工具將幫助他們：

注意學生試圖溝通時所使用的非口語形式，非常重要。愈專注教孩子說的人，愈可能漏掉這些溝通意圖。遺漏孩子許多微妙的企圖是很常見的。問題行為往往在學生試著溝通，卻沒有人回應的時候引爆。

- 專心。
- 表明溝通意圖。
- 了解重要的生活訊息。
- 輔助思考技巧。
- 清楚地傳達他們的訊息。
- 成功地修復中斷的溝通。
- 持續參與溝通互動。

7. 持續互動直到達成目標

當學生遇到溝通失敗時，可能造成：

- 行為失控。
- 溝通意圖退縮。
- 不當的參與。

當學生不了解時，他們需要讓你知道，通常他們卻不知道該怎麼做。如果你不了解他們，他們有問題，卻不知道該如何調整。當學生嘗試無效時，他們可能不知道該怎麼辦。教導他們堅持到底。假如你不了解，鼓勵他們不斷嘗試。這可能不太容易，但協助學生使用各種形式，尤其是視覺形式來溝通，可以幫助他們修補中斷的溝通。當學生察覺到你試著了解時，行為失控會延緩，而使訊息有足夠的時間成功傳達。

這領域的溝通技巧，將改善學生有效參與溝通互動的能力。學生愈能使用這些輔助技巧，視覺工具就愈能有效地運用來解決行為問題。

第四篇
運用視覺策略輔助溝通與解決行為問題

　　了解存在溝通與行為問題之間的關聯是尋求解決方法的第一步，而意識到視覺策略對輔助溝通深具價值是關鍵的第二步。

　　第四篇將帶你進入一段旅程，這旅程將連接我們討論的行為問題、溝通及視覺策略三部分。你會看到視覺工具和輔具如何發展來改善溝通和解決行為問題。

　　將視覺工具分類有助於討論。這將引導你思考，你會很快地看到可以使用一種以上的視覺工具完全處理情境，你也會看到處理特殊需求不只有一種選擇。

　　最好的解決方案不會來自整齊的分類，而是要考慮如何混搭（Mix & Match）。當學生遇到困難時，你可以想到好幾種方法來處理，或發展好幾種工具，用以各自輔助問題的某部分。別忘了行為問題的複雜性，尋找隱身在各情境的溝通機會，你將發現多種行為問題的溝通解決方案。另外，你將閱讀到視覺工具成功改變情境的許多範例。

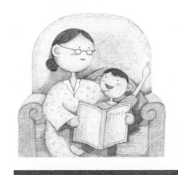

第七章 改善理解的視覺工具

生活中充滿了訊息。理解發生了什麼事、在什麼時候對任何人都是挑戰。想想你認識的人，有些人很善於「順應潮流」，可以輕鬆地處理變化與緊急事件，日常工作反而讓他們覺得無聊；也有些人當所處的環境太混亂時，就會變得緊繃或煩躁。他們對可預期的的日常工作感到快樂和愉悅，但是當突然出現未預期的事件時就完全不行了。

或許我們都喜歡生活中至少有些部分是例行的，讓我們不用過得很辛苦。當例行事務受到干擾，被混亂取代，壓力就會上升。我們習慣熟悉的例行事務，因為不需要經歷改變所帶來的壓力，學生也是如此。對學生而言，行為問題常常是在訊息中斷、轉換或改變，或其他不了解和困惑的時段產生。

什麼是訊息中斷？

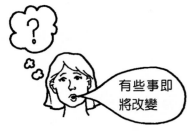

有些事即將改變

當生活中可預期的例行事務改變了、學生不了解或不記得、對所期待的感到困惑時，有溝通困難的學生在這些情境中所受到的影響比一般人嚴重。想想你的生活：

- 當郵差沒有送信時，你如何反應？這會造成問題嗎？你會心煩嗎？如果這是他第一次忘記送信或這星期他每天都忘記送，對你有差別嗎？又如果今天是星期天或是假日呢？

- 當有人指引你商店、診所或其他你需要去的地方，你依照指示走，最後卻迷路了，你如何反應？首先，想像這挫折感，然後考量你該做什麼，才能到達你試著前往的地方。

這些都是訊息中斷的例子，這發生在預期的例行事務改變，或沒有得到所有訊息的時候；我們不知道處理事件所需的答案。對我們來說，這些是偶發獨立的事件，但對學生而言，全部的生活可能都是如此。

有些事即將改變

？

沒問題！

為什麼這些情境對學生如此困難？

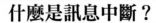

改變

處理這些狀況需要解讀許多訊息、他人的行動，以及所處環境的情境。這需要一些技巧，例如：記住以往的訊息與事件，並很快地類化到新情境。這全都是由於學生的障礙而產生困難的技巧。此外，這些情境高度口語化，加重了這些學生溝通最弱的部分，往往造成瓦解、中斷、或行為爆發，不論何種方式，他的挫折都會強烈出現。

生活不可能完全按部就班，它總是充滿改變與無法控制的情境，你如何幫助學生，使他們不那麼受訊息中斷影響？

你無法修補每種情境，不過你可以做很多有幫助的事，在你可以掌控的範圍內提供輔助，減少學生的壓力。大部分學生的生活是自在且可預期時，他們將更有能量和耐性面對挑戰。這是你可做的事：

1. 發展熟悉的生活作息方式

當學生知道大部分的生活中有哪些可期待，他們對於非預期發生的事件就比較能容忍。克服十分鐘的偶發事件，與一整天都得在混亂中掙扎，有很大的差別。

2. 用學生容易理解的形式溝通訊息

騰出時間，用學生容易理解的形式溝通訊息，可避免之後花更多的時間處理學生因為不了解而爆發的行為問題。

許多學生生活在高度壓力與焦慮的狀態下，至少在某種程度上，是來自於試圖了解生活作息的壓力。

◉ 時間表與日曆

- 你使用個人記事本嗎？
- 你知道把訊息寫在黃色小紙條上，貼在明顯的地方提醒自己去做嗎？
- 你會把重要的事情寫在日曆上嗎？
- 你曾經因為忘了更改日曆上的紀錄，而赴錯約嗎？
- 你曾經因為忘了寫在日曆上，而完全忘了去赴約嗎？

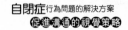

我隨時使用個人記事本與黃色便條紙讓生活井然有序。

大部分的人使用這些方法幫助安排自己的生活，如果你熟悉這些技巧，你將很輕易地了解這套方法對學生很有用。如果你曾經忘了使用這方法而遇到問題，你會知道那有多挫折。

但我知道有人從未使用這些工具，他們只是記住每件事！他們的腦袋會塞得很滿！

如果你是這些把每件事記在腦海之一的人，你可能不太容易了解這些學生的需求。要確信這是重要的需求，如果學生的學習方式與你不同，你需要更花心思了解。

時間表和日曆幫助我們知道：

- 會發生什麼事？
- 不會發生什麼事？
- 事情何時會發生？
- 改變什麼？
- 什麼是不同的？
- 什麼是我必須記住的？
- 什麼是我不想忘記的？
- 什麼是我必須期待的？
- 已經發生了什麼？
- 以及其他寫在上面的訊息。

　　當學生困惑、忘記或不理解時，他的參與和行為會
快速惡化。當學生不了解發生了什麼事、在什麼時候，
他的焦慮就會增加。使用這些工具協助我們整理想法和
生活，也同樣幫助這些學生。

如何使用時間表與日曆？

■ 利用時間表告知學生現在正在進行的事

- ・事件的順序。
- ・改變了什麼？
- ・當某件事情發生時，會期待什麼樣的行為？
- ・重複或演練會出現的事件以及學生該如何面對。

■ 利用時間表和日曆討論未來將發生的事情

- ・時間表和日曆是引導談談未來經驗很好的資源。
- ・用來幫助學生演練如何因應即將發生的未來事
  件。

■ 利用時間表和日曆告知學生，某件事何時將改變或與他們的期待不同

- ・為改變做準備。
- ・讓他們知道不會發生什麼事。
- ・告訴他們什麼事卻會發生。
- ・使他們確信改變會很好。

■ 結合時間表和日曆與其他的視覺工具來演練

- ・什麼事將發生？
- ・什麼事不會發生？
- ・誰會在那裡？
- ・期待的行為表現。
- ・無法預期的可能性。

範例：

問題：亞倫愛打保齡球，他一整天會問很多次：「去打保齡球嗎？」

原因：亞倫記不住訊息，他一再問同樣的問題，作為獲取訊息的方式。那些問題也是試圖與人談話的一種方式。

解決方法：關於亞倫喜愛的活動，利用時間表提供每日訊息，並以日曆提供較長期的訊息。他可以同時使用兩種工具，協助了解到下次還需要等多久。使用這些工具輔助談論何時再去打保齡球。此外，亞倫需要學習說些保齡球的其他事項，讓他的話題更廣。

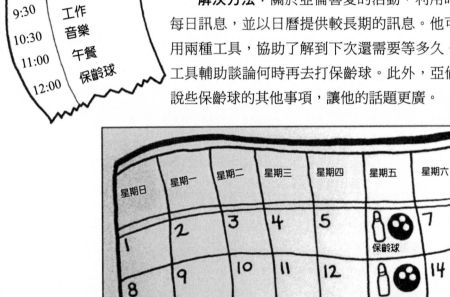

時間表

8:30	團體時間
9:00	圖書館
9:30	工作
10:30	音樂
11:00	午餐
12:00	保齡球

問題：亞特參加社區的職訓方案，他喜愛他的工作且熱切地參與。有幾天他不能去工作場所，因為排班表改變了。如果他不能去，他就會非常生氣。

原因：當亞特不能去工作時，他認為被處罰，他不了解排班表的改變。

解決方法：利用時間表和日曆提供亞特工作排班表的訊息，寫下他需要了解的訊息。

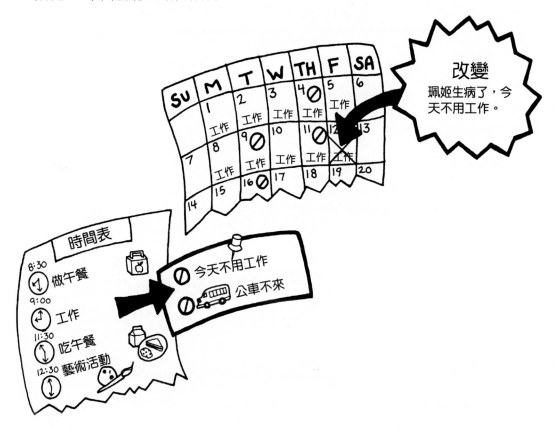

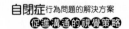

　　問題：提米準備上學的那段時間是很困難，媽媽必須不時嘮叨。當他應該穿好衣服和吃早餐時，他卻只穿著內褲坐著看電視，他總是忘了一些梳洗的日常工作，媽媽認為他已經夠大，有足夠的能力更獨立地完成這些例行事務。

　　原因：提米就是記不起來，他很容易因玩具與電視而分心，他沒有很好的時間概念以協助自己知道何時該將事情完成。

　　解決方法：製作他晨間日常工作的時間表，教導提米遵守時間表。利用計時器或時鐘幫忙他持續在任務中，比較能掌控完成的時間，同時正確測量完成任務所需的時間，讓他知道如果完成了所有事情，那麼在校車來接他之前，他就有些時間可以看電視了。

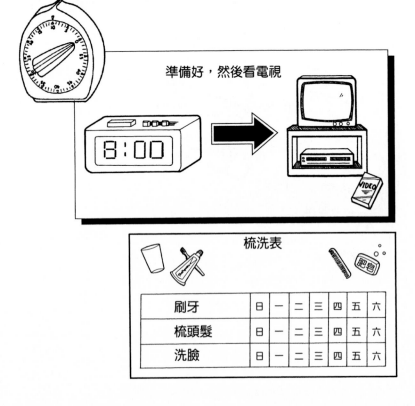

準備好，然後看電視

梳洗表

	日	一	二	三	四	五	六
刷牙	日	一	二	三	四	五	六
梳頭髮	日	一	二	三	四	五	六
洗臉	日	一	二	三	四	五	六

重點：時間表和日曆可以：

- 提供學生生活訊息。
- 準備學生面對或不會發生的事。
- 減少無法預測所帶來的焦慮，特別是在轉換期間。
- 協助學生了解何時事情已經完成或結束。
- 輔助溝通或談話。
- 提供適當的行為和參與架構。

時間表用來告訴學生，現在的期待是什麼，協助指引學生關於去哪裡、做什麼或拿什麼東西。利用時間表告訴學生發生了什麼事，然後引導學生了解那是什麼意思。如果學生不了解該採取什麼行動，教導時間表項目所代表的意思是必要的，特別是針對年紀較輕或剛學習何謂時間表的學生。

想想當你的生活無法預測所經驗的焦慮感。壓力，這些學生處在持續的壓力狀態中。

本書大部分的視覺工具都是提供學生訊息的機會。如果似乎有許多重複之處也別擔心，思考工具的功能和目的才是最重要的。

◎ 用來提供生活訊息的工具

我們最常以口語的方式提供學生訊息，我們告訴他們要知道的事。可惜的是，聽覺不是他們最有效的理解方式。

你談論的是哪一種訊息？

任何訊息。只要思考我們告訴學生並期待他們了解和記得的所有事情。

- 發生了什麼事？
- 誰在做某事？
- 何時會發生？
- 他們需要記得什麼？
- 期待在未來會發生什麼？

聽起來像我們在談話時分享的訊息？

是的，但問題是，學生不一定完全或充分地了解正在進行的談話，他們不理解周遭持續進行的生活訊息，而實際上這正是行為問題開始浮現的地方。

有些時候成人恰好忘記與學生溝通，特別是當學生沒有口語或溝通能力有限的時候。由於學生不說，成人也就忘了告訴他們事情。

為何衍生行為問題？

因為人們認為學生知道發生什麼事，他們：

- 假設學生了解的方式和其他人一樣。
- 認定學生了解進行中的談話與例行事務。
- 期待學生記得之前所提供的訊息。

更糟的是當人們：

- 假設告訴學生是不重要的。
- 認定學生不會了解。
- 不去了解學生的行為可能與他不了解什麼事相關。

　　行為問題的出現是因為學生所期待的與實際所發生的不同。想想這說法。學生一般並非有意使壞，但從他們的觀點，生活實在有太多令人驚訝之處。他們經常沒有充分的溝通技巧得到有助了解所需的訊息，他們利用過去所了解或記得的事件回應當下情境。當這些不管用時，他們用盡所有的方法，試著得到一些控制。這可說明為何他們堅持可預期的例行事務而抗拒改變。對他們來說，提供正在發生的訊息是重要的需求，以成功地處理生活的高低起伏。

你建議如何分享更多的訊息？

　　想想你習慣在對話中會分享的事物，然後考慮讓你的說話更視覺化。時間表和日曆提供大部分生活的訊息，而談話則填補其中的細節。

你的意思是我必須有所說東西的圖片嗎？

　　沒那麼糟！你要分享多少訊息以及如何做，視學生的年紀與能力決定。年幼與功能較低的學生其理解訊息的多寡，不同於年長與功能較高的學生。重要的是你分享訊息的量，需符合學生的需求與理解力。在訊息提供上，過與不及都是個問題，應以學生能理解的形式，提供他們想要與需要知道的訊息。看看接下來的範例。

範例：

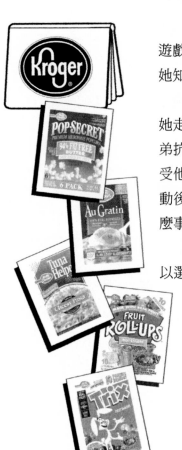

問題：媽媽要去雜貨店，傑弟正玩著他最愛的電動遊戲，媽媽知道現在要傑弟跟她走，得經過一番掙扎，她知道他在轉換情境上有困難。

原因：媽媽沒有讓傑弟做好準備去進行她要做的事。她走過去，關掉電動遊戲，並告訴傑弟要去雜貨店。傑弟抗拒不從，為什麼？這不難想出原因。首先，他正享受他最愛的遊戲。其次，他真的不知道離開他最愛的活動後，會發生什麼事，他不知道他要去哪裡、會發生什麼事或何時他可以再玩電動遊戲。

解決方法：媽媽需要稍微提前計畫，審視清單上可以選擇的事物，讓這情境的挑戰變得較小：

1. 利用每日時間表或日曆表示逛雜貨店。
2. 利用卡片告訴傑弟何時要逛。
3. 給傑弟看雜貨店的圖片，讓他知道妳會在那裡做些什麼或買些什麼。
4. 讓他幫忙準備購物清單。
5. 寫小故事，告訴傑弟將發生的事。
6. 設計時器來讓他準備轉變，讓他知道再過五或十分鐘或當計時器響起時，就得出門。
7. 製作「去商店」的例行程序，以視覺方式告知他，準備出門到商店所需的步驟。

讓傑弟準備好出門購物的事前計畫，難道不會花很多時間嗎？

是的，這會花些時間，但這比處理出現的行為問題所花的時間來得少。媽媽不必做清單上的所有事情，這些只是建議而已，實際上媽媽也可以多想到幾個方法。為了讓這件事順利進行，媽媽需要：

- 預先想想。
- 開始蒐集協助學生轉換情境的視覺工具以隨時取用。（一旦你開始蒐集視覺工具，將之儲存以便一再使用。）
- 使用視覺工具協助提供傑弟訊息，而不只是告訴他。

重點：

媽媽需以傑弟了解的形式提供訊息，讓他準備好逛街購物。

對於較年幼的孩子，非常簡單的方式是使用兩張圖片；一張是他現在正在做的事，另一張則是你們要去的地方。放「不」的符號在他目前所做事情的圖片上，或把圖片翻過去。然後給他看你們接下來要做的事，讓他在你們前往下一個活動時，拿著這張圖片。

製作大量圖片及其他視覺工具來輔助你的溝通。檔案盒、三孔資料夾、口袋型相簿及其他支托物是很好的收藏所在。冰箱上的磁鐵是很方便的支托物。這樣，你總是知道它們在哪裡。你不需要立即擁有所有的東西，讓你的收藏隨著不同的需求而增加。

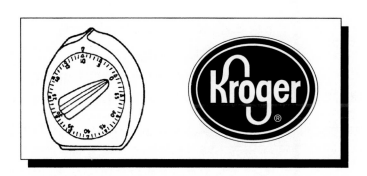

問題：凱文非常興奮，因為他剛在生日卡片中收到二十元，他表示要去超市花費。爸爸知道當他們到超市，凱文會看著比他的錢高出許多的昂貴電動遊戲。爸爸預料到他會在超市鬧脾氣。

原因：凱文不了解金錢概念，當你在家告訴他什麼是可以買或不能買的，他不了解也記不得，這對他在超市裡並沒有幫助。一旦他看到那些昂貴的遊戲，就會失去控制。爸爸想要凱文具有購物經驗，但他不太確定該如何處理這潛在的問題。

解決方法：事先提供凱文許多在店裡會發生的相關訊息，爸爸可以試試下列這些想法：

1. 與凱文一起準備購物清單。
2. 給凱文看看，到超市時，可以有哪些選擇。
3. 給凱文看今天不會發生什麼事（今天沒有電動遊戲）。
4. 製作時間表告訴他今天在超市要做些什麼事，所以沒有時間去電動遊戲部門。
5. 寫故事告訴凱文會發生什麼事。

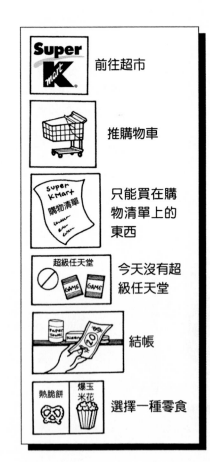

前往超市

推購物車

只能買在購物清單上的東西

今天沒有超級任天堂

結帳

選擇一種零食

爸爸可以嘗試或組合所有點子，其中關鍵所在是遵照視覺訊息所說的。如果爸爸給凱文的圖卡說「不看電動遊戲」，那麼，他就不能帶凱文去看電動遊戲。如果規則是「今天不買電動遊戲」，那麼即使是凱文鬧脾氣爸爸也最好不要買一個回家。爸爸必須實踐圖卡所說的，並遵照給凱文的訊息，否

則凱文會感到困惑，也不了解視覺輔助背後的真正意義。
即使凱文今天心情不好，也必須謹守這個規則。如此，
下次他就會學到了。

　　如果爸爸真的預期凱文到超市會鬧脾氣，他應該事
先計畫，以備不時之需。例如：

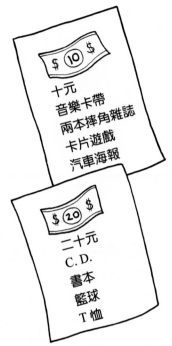

- 使用一樣以上的視覺工具，以解釋情境的不同之
  處。
- 計畫待在超市的時間很短，今天可能無法慢慢逛
  或買其他東西。
- 在超市之後，計畫某些凱文高度渴望的事物，如
  此就有理由買好離開。當然，備有視覺工具給凱
  文看那到底是什麼。

　　重點：利用視覺的方式提供訊息，可以幫助凱文了
解什麼事會發生，而什麼事不會發生。

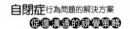

問題：傑森正開始在自助餐廳買午餐。他第一天有一些行為狀況出現，包括：尖叫、咬手、拍打食物周圍的玻璃、把餐盤推離餐桌以及其他幾種類似的行為。

原因：傑森不喜歡廚師放在他餐盤上的食物，他表示抗議。然而，他的策略不適當，他不了解可以不吃這些食物。

解決方法：首先，必須確定傑森是否可以選擇放什麼在餐盤。

如果傑森可以選擇：
・先給他看菜單，提供有哪些菜的訊息。
・協助他學習適當地提出要求。
・教導他使用可接受的方式，拒絕不想要的東西。（例如：「不，謝謝！」）
如果供餐無法為個別選擇做調整，那麼：
・他需要學習接受所提供的。
・他需要學習如何處理他不要或不喜歡的食物。

重點：傑森面臨每天都可能造成困難的情境，他需要訊息來協助他知道要期待什麼，以及如何處理情境。

吃午餐

坐下

安靜

吃你要吃的食物

不要碰你不喜歡的食物

安靜

不說你不喜歡的食物
噁心

在 11:25 把你不喜歡的食物丟掉
TRASH

星期二
最新午餐菜單
炒牛肉醬
炸薯條
綠豆
桃子
牛奶

說：請不要給我綠豆。

問題：史黛西的媽媽帶她去給醫生檢查，史黛西開始哭泣，咬自己的手腕。她不斷尖叫「不要打針」，並用拳頭敲打自己的頭。她的行為愈來愈激烈，讓媽媽很難將她帶到車上。

原因：即使媽媽告訴史黛西，這次不會打針，史黛西還是很緊張，因為她記得上次的經驗。她記得上次看醫生挨了一針，很痛。史黛西需要許多訊息，她浮現害怕與痛苦的記憶，她沒有足夠的語言來真正討論這情境。因此，她用抗議與哭鬧來表達恐懼。

解決方法：提供史黛西訊息將協助她對此事件的預期，學習更多的字彙，幫助她避免極端的恐懼反應。有幾種方法可以處理這情境。

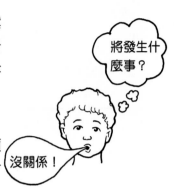

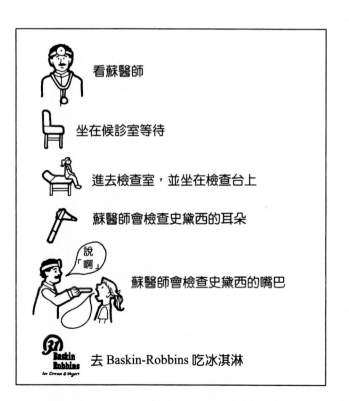

因為史黛西習慣重複你所說的語句,試著說成適合她重複的形式。使用代名詞會造成許多困惑,如果學生能夠適當地使用代名詞(我、我的……等),那麼你就可以使用。如果學生仍然困惑這語言技巧時,試著使用她的名字來避免混淆。在壓力期間,要挑出代名詞太令人挫折了。

提供史黛西什麼事將發生的訊息

- 用口語及視覺方式告訴她要去哪裡。
- 讓她知道事件的順序。
- 提供她什麼事會發生和不會發生的訊息。

以史黛西可重複的平靜或堅定的語句訊息,輔以視覺工具

拿著圖片並重複語句,幫助學生集中在一些正向的事情上,這也是協助學生自我調整行為的方法。

「去看醫生沒關係。」

「醫生很風趣。」

「醫生會幫忙史黛西覺得舒服些。」

「今天不打針。」

「護士小姐會給史黛西棒棒糖。」

記錄

寫下這些語句將有助於史黛西記得並練習。當為了讓她準備好去看醫生而複誦這些語句時,史黛西也會學到這些口訣。即使她記住或重複這些口訣,都會是談這情境合理的開頭。雖然史黛西持續重複其中的這些語句,這也是讓她在那情境談些適當話語的方法。

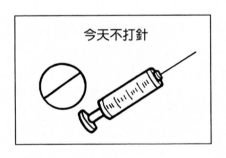

提供說或做的事情選項

當遇到下列情境時，試著提供史黛西其他可以說或
可以做的事情清單。

> 在醫生辦公室我可以做的事：
> * 握住媽媽的手。
> * 看書。
> * 說：「我很緊張。」
> * 想想美人魚錄影帶。
> * 做五個深呼吸。
> * 說：「今天不打針。」
> * 說：「不會有問題的。」

如果她真的需要打針，試著提供特定的訊息

* 「醫生在打針時，史黛西可以抱
著她自己的毯子。」

* 「打針只會痛一下，史黛西說：
『哎喲！我不喜歡』，就打完
了。然後我們去吃冰淇淋。」

理論上，當史黛西複誦不同的語言
選項或跟你閱讀這些訊息，她將開始吸
收或接收到那些工具所呈現的態度。任
何這些選擇的組合，都可以幫助史黛西
更了解發生什麼事和學習更多與那事件
相關的話語。有更多東西可以說，使史
黛西有機會修正她的行為。

備註：為學生準備某事件時，時機
很重要。你給學生多少時間準備，視學
生看待這事件多好或多壞而定。

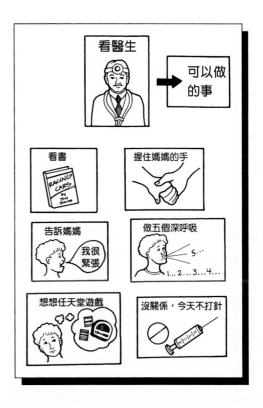

- 有時成人會等到事情發生的前一刻才告訴學生。
  在某些情況下這樣的方式是好的，因為學生可能
  會焦慮且固著在這主題上。在等待期間，他們的
  行為可能因焦慮而加劇。
- 有些學生需要更多時間處理訊息，以做好準備面
  對。他們從多次的對話以及在腦海演練這件事的
  過程中獲益，一定得提供這些學生足夠時間做準
  備。別忘了，準備期間也是非常好的溝通訓練時
  間。

重點：利用視覺工具提供學生訊息是做準備的一種
方法。首先，我們必須記得提供他們訊息，然後需要用
他們容易了解的方式提供訊息。當學生了解正在發生什
麼事，他們更可能成功參與。

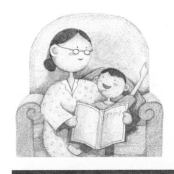

第八章　協助學生掌控環境的策略

溝通發展的最重要階段之一是，孩子能夠有目的地掌控環境。他們學習到兩個關鍵技巧：

・如何清楚表達他們不喜歡的事物。

・怎麼做才能讓你知道他們真正想要的事物。

習得語彙和其他溝通技巧來表達需求，發展傳達「不」這討厭的字眼是了不起的成就。在典型的發展中，「恐怖的兩歲」階段就表現了此一對抗的極致，以獲得控制環境的力量。

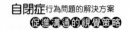

孩子如何學到溝通的威力？

經過不斷摸索，孩子開始知道什麼行得通。他們練習使用許多溝通形式來達到目的。孩子嘗試組合動作表達、語言及行為溝通。當他得到想要的，他開始記住該怎樣做才能達到目的。然後，下一次有需求時，他會更得體地使用上次的策略。因而，習慣於順從或互動的孩子好像突然之間變了，他們確實好像掌握到讓你知道他們不想要什麼！這階段的孩子讓父母十分頭疼。

溝通困難的孩子能否達到這階段的發展？

他們大多數都可以，但有些重要差異。明顯的差異之一是這發展階段的時機。當孩子有效溝通技巧發展遲緩時，他們無法達到這「力量取得」的階段，得等到三歲、四歲、七歲，或年紀更大的時候。出現在兩歲以上學生的行為問題，其實有可能是溝通發展的新階段。當這些孩子鬧脾氣時，父母形容他們的行為討厭、頑固、倔強或任性。但他們非但不是「壞」，反而是試圖掌握一些新的溝通技巧。

如果這些學生在發展更多溝通技巧，為什麼他們行為表現卻愈來愈糟？

別忘了，我們說過孩子會適用不同的溝通形式做實驗。他們試著使用任何曾經成功達到目標的方法——即使是鬧脾氣。溝通障礙的學生可能無法使用最有效或適

切的溝通形式來滿足需求，也不會使用與其他學生相同的形式。那些被孩子當作溝通方法的不當行為，竟然也會獲得周遭人們的獎勵或回應。

為什麼人們獎勵不適當的行為？

因為他們沒有意識到自己做了什麼。事實上，他們可能強化了他們原本要制止的問題行為。這裡有兩個例子：

- 貝瑟妮開始抓餅乾，媽媽拿走餅乾時，對她說：「晚餐前不能吃餅乾。」貝瑟妮開始鬧脾氣……。她在地板上放聲大哭，四肢不停揮舞。媽媽試著阻止她，卻增強了貝瑟妮的反抗。此時，媽媽認為唯一可以停止這哭鬧情況，就是給貝瑟妮一片餅乾。下一次，當貝瑟妮想要吃餅乾時，你猜她會使用什麼策略來得到餅乾？

- 傑森跑向大人，用拳頭捶他們的背。當他不斷捶打時，大人會把他抓起來，放在腿上，緊緊地抱住他來制止他的攻擊。他們開始注意到傑森很喜歡這樣的擁抱，或許這是傑森想要的擁抱。最後認定他的捶打可能不是攻擊形式，而是要求擁抱的不當方式。一旦教導傑森以伸出手臂此一較常見的方式，請求大人擁抱，捶打的習慣就減少了。

這是學生以不適當的方法表達要求的兩個例子。他們所使用的表達形式，不是孩子為達到要求所使用一般的、被期待或被喜愛的形式；而大人回應這些溝通企圖時，實際上也強化或鼓勵了這些不當的溝通與行為。

對於幫助這些學生改善溝通，學會更合宜地掌控環境，你有何建議？

孩子讓我們知道他們想要什麼，但是他們使用的策略可能不是最適當或最有效的。學生需要學習適當的方式來表達他們的需要和需求。其他學生似乎不需指導就很自然地學會這些技巧，但是我們方案中的學生可能需要特別的教導才能學到。重要技巧教導包括：

- 選擇。
- 請求。
- 以合宜的策略拒絕他們不想要的。
- 協商生活的語言和技巧。

讓我們來探索如何教導這些技巧。

● 選擇和要求

如何做選擇是有效教導溝通障礙或開始發展溝通技巧的學生最基本的技巧之一。這是早期訓練很好的起點，理由：

- 孩子對很想要的選擇會特別專注。
- 架構做決定的互動情境相當容易。
- 呈現選擇，鼓勵學生強烈渴望參與。
- 如果這選擇是學生很想要的，會產生強烈的溝通動機。
- 被動的學生比較會表示想要參加。
- 為了能得到想要的東西，學生會更努力持續在社交互動中。

我們的生活充滿各種選擇的機會，年輕孩子的父母特別沒意識到，給予他們這類機會，使他們變得更獨立是多麼地必要。例如點心時間，有些父母覺得給孩子那麼多控制權會寵壞他們，其他父母則認為這是他們與孩子在一起時，真正令他們感覺到成功的領域，這是他們能實際成功與孩子相處的領域。相對於一天其他更挫折的時候，給他們東西吃至少行得通。不論是什麼議題，必須承認的是，做選擇提供教導溝通的絕佳機會。困惑是被加諸的，因為成人處理學生的要求常常無法一致。

- 利用學生高度想要的選擇，立即增強他們的努力。
- 學生有機會掌控他們得到的。
- 比起不常使用的技巧，這技巧可以一天練習多次，學生學得更快。
- 大人可建立可行的選項。

有些人認為給學生選擇不是好主意，為什麼人們不想給他們選擇呢？

- 成人擔心會失去掌控，尤其是難以管教的孩子。
- 害怕給學生選擇會讓他們變得蠻橫跋扈、好指使人或不受約束。這讓成人擔心學生成為主事的人。
- 害怕給學生選擇使成人失去權力，學生不再「在乎」成人了。
- 成人認為他們已經知道孩子想要什麼了。
- 成人可能認為不給孩子選擇來得容易些。
- 學生可能做出不可行或不適當的選擇。
- 學生所做的選擇可能不是他們真正想要的，結果卻造成行為問題。
- 害怕學生會做出成大人不贊同的選擇。
- 成人擔憂學生無法做出對自己有利的選擇。
- 人們可能意識到學生太年輕、功能太低、尚未有所準備，以及其他不能勝任的理由。
- 或許沒有人想到試著給學生選擇。

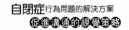

你建議讓學生做選擇嗎？

儘管有些人擔心，但是給學生選擇的機會是鼓勵合作和積極參與的重要策略，這是孩子開始學習到有權力掌控生活事件的方法。這創造很強的動機以適當的方式溝通，也教導學生以較可接受的方式來取代不適當的行為來得到自己所要的。

該多常讓學生做選擇呢？難道沒有時刻是他們無論如何都該遵守要求和規則的嗎？

當然有！這不是建議生活中的每件事都具有選擇性，有時候也會有沒有選擇的時候，因為不是每件事都能協商。智者了解這當中的差異。

做選擇如何幫助改善行為情境？

有兩種方式：

- 很多時候爭執或行為失控的發生，是因為孩子才剛出現掌控周遭事物的能力，卻還沒達到成功溝通的程度。有時提供選擇可以避免衝突或反抗，只提供單一選擇，可能不如提供多種選擇般令學生滿意。
- 有時學生無法得到他想要或做他想做的，提供選擇能夠巧妙地避免爭執，幫助他更容易轉換到替代的活動。

提供一些選擇權給予學生參與自己命運的機會。身為溝通夥伴，我們該如何反應這些情境，幫助學生發展更有效的技巧？讓我們看看一些例子：

範例：

問題：記得前面曾提到貝瑟妮因為想要餅乾而鬧脾氣嗎？她清楚地向媽媽表達她想要的，但媽媽並不想讓她在晚餐前吃餅乾。

原因：因為孩子的胃和晚餐時間不一定能協調，很可能貝瑟妮餓了。也許她不知道還要等多久才吃晚餐，她也可能不懂等待的概念。她的飢餓感可能很直接，而她所知的唯一作法是試著去滿足這飢餓感。

解決方法：即使媽媽想要貝瑟妮等到晚餐才吃，但是忍耐她鬧到晚餐時刻也是一種折磨。媽媽可以決定讓貝瑟妮選擇一樣比較適合在晚餐前吃的點心，像是水果或蔬菜、一杯開水或晚餐的前半部都是可行的。如果媽媽只給貝瑟妮一樣食物，從孩子的觀點未必可全然接受。如果貝瑟妮已決定要餅乾，她也許不會輕易放棄，給她兩三樣食物做選擇比較能安撫她。如果這是可行的選擇，另一策略是，媽媽可以讓貝瑟妮看到，晚餐後她就可以吃餅乾。很多時候，當學生有其他選擇，會放棄當下的要求。告訴她何時可以得到她想要的，幫助她接受當時的情況。

兩種食物選項

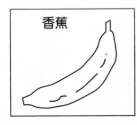
香蕉

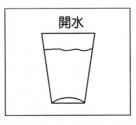
開水

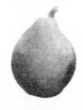

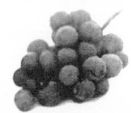

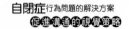
問題：喬依正學習自主地告訴老師他要上洗手間。每次他提出上廁所的要求時，其中一位老師會陪他走下大廳到那裡。他們發現喬依愈來愈頻繁地要求上洗手間。此外，他們還注意到喬依常常不是真的需要上廁所。他們開始質疑這情況，如果他不需要上廁所，為什麼會不斷提出到那裡的要求？

原因：聰明的觀察者開始注意到喬依似乎非常喜歡走下大廳散步，他一派優閒，東看西瞧、邊走邊聊，那段散步對他而言是件很愉悅的事。於是出現了這樣的假設：喬依提出上洗手間的要求，並非真的要上廁所，而是想走下大廳散步，這是他唯一知道可達到目的的方法。

解決方法：老師決定把散步當作喬依做完功課後可選擇的活動之一。一旦喬依有管道選擇去散步，上廁所的要求便減少到確實需要的次數。而散步選項，也成為喬依完成功課時最喜歡的獎勵。

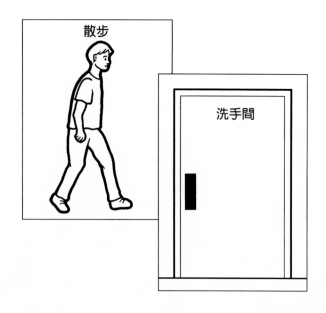

問題：

辛蒂不是一位合作的學生，每次她的助教嘗試與她坐在一起做規劃好的、老師交代的功課，辛蒂的抗議就會變得極具直接而且十分強烈。她有很多抓傷和打傷人的紀錄。然而，有些活動是辛蒂喜歡的，她可以花很長的時間持續在想要的活動中。

原因：不論要求辛蒂做什麼，她自有一套抗議的行為模式，這無關乎你的要求。

解決方法：首要目標是與辛蒂發展一些正向的「功課時間」。在選擇板上列出幾項辛蒂非常喜歡的活動，提供辛蒂有機會選擇想做的活動。然後，在規劃的工作時段，引導她依循自己所排定的活動順序。當然，她非常想進行這些自己選擇的活動。因為工作時間表是依辛蒂觀點規劃，所以造就了辛蒂較佳的配合度與高度的動機。

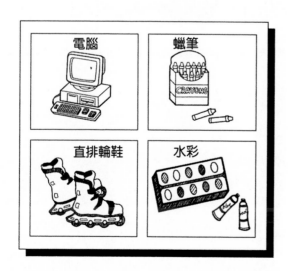

　　解決方法第二步：提升辛蒂參與度後，老師開始將辛蒂所選擇的活動當作獎勵。老師選擇一項活動，然後辛蒂可以選她所喜愛的獎勵活動接替。老師開始加入較多種她想要辛蒂參與的工作技巧。當辛蒂知道在這之後可以做自己所選擇的活動後，就變得比較能夠接受老師所加入的項目。當老師引進這樣的改變，辛蒂一開始短暫地進行老師所指定的活動。當她的配合度提高時，老師所指定的活動時間也延長了。最後，老師改變順序，於是辛蒂必須參與老師指定的兩項活動後，才能選擇她想做的活動——你可能會說這是賄賂！但藉此，辛蒂可以選擇自己喜愛的活動，作為配合度的獎勵。

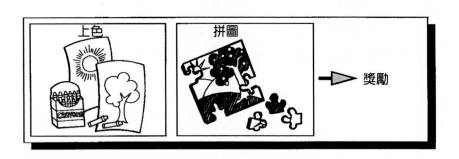

　　問題：喬洛德是那種被動、對事情都不在乎或沒有很多要求的學生。他的老師決定透過提供選擇食物的方式，嘗試增加他的主動性和參與度。他喜歡吃且不挑食，他似乎很滿意老師給的任何點心。假如老師給他兩種食物做選擇，他會伸手試著兩樣都拿。

　　原因：老師覺得喬洛德只是伸手抓，並沒有看或留意她拿什麼。既然他什麼都吃，他並不在意他抓到什麼，只要是食物就好。老師的挑戰是要讓喬洛德愈來愈留意，以便做出更特定的選項。

　　解決方法：老師決定改變提供的選項。假設她提供喬洛德兩種食物選項，他確實不在意可以得到哪一種，他對兩種選項沒有特別偏好。因此，老師決定換成可吃和不可吃的項目。第二種選項是喬洛德不感興趣的項目，這使得他比較留意。當他伸手抓到的不是食物時，他意識到那東西不能填飽肚子，他就會開始更注意看以確定拿到的是食物。

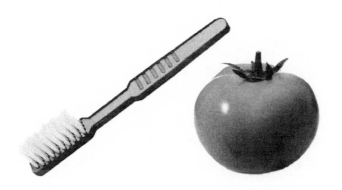

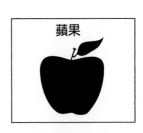

蘋果

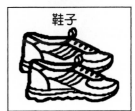

鞋子

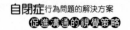

教導學生了解做選擇或要求的意思。

聽了「做選擇」的討論後，媽媽很興奮地要與傑森嘗試這新觀念。他們去了一家菜單上有很多圖片的餐館。以往媽媽會直接為傑森點餐，這一次，媽媽花時間陪傑森看菜單上的圖片，問他午餐想吃什麼，傑森指著義大利麵的圖片。當食物上桌時，傑森看了看他的義大利麵，然後瞄了媽媽點的薯條。他一直拿媽媽的薯條，一點都不碰義大利麵。此時，媽媽準備放棄給傑森選擇的權利，因為她為傑森點了他不想吃的食物。

為什麼媽媽給傑森選擇卻行不通？

媽媽並沒有教導他做選擇的用意。如果做選擇對傑森而言是新技巧，他必須了解選擇後的結果是什麼。想想那些理解和困惑，也是學習做選擇意義的一部分。

- 當選擇某樣東西，這表示會得到所選擇的。
- 當選擇一樣東西，就表示拒絕了其他的選擇？
- 這表示你「堅持」自己的選擇？
- 可否有一個以上的選擇？
- 可否兩個或全部都選？
- 做選擇後，可否改變主意？
- 如果選擇某樣東西後，發現並非自己想要的，那會怎樣？
- 做了選擇後，卻因某些理由不喜歡，又會怎樣？
- 如果發現其他東西比自己所選的還好，可否改變主意重選？

- 什麼時候可再提出請求或重做選擇？
- 什麼時候只有一次機會？

我不認為做選擇如此複雜！

對有些學生來說並不複雜，他們只是「收到」，他們理解，但是對許多學生會有困難。即使做選擇看來是簡單技巧，但是對不具溝通理解力或語言技巧以掌握規則的學生而言，做選擇變得令人格外困惑。身為成人的我們，理解所有隨著特定情境而改變的規則。別忘了，這些非書面的規則對學生不具意義。想想那些可能在學生腦海裡持續的困惑想法。

- 為什麼有時候我可以選所有的，但有時卻被限制只能選一樣？（在家他們讓我有很多選擇性，但到了餐廳他們只讓我選一種。）
- 有時候我可以改變我的主意，有時候卻又不行。
- 為什麼圖片和實物看起來不一樣？
- 為什麼他們不了解因為這食物嚐起來跟平常不一樣，所以我不想吃……或者因為加了香菜……或者因為烹調的方式不同？
- 為什麼當我再選豌豆，你就給我。但是當我想再選餅乾，你就不給？
- 你讓我做選擇，可是你都不給我機會選我真正想要的。

教導做選擇的技巧。

雖然有些學生似乎很自然地理解什麼是做選擇，但

想一想，你如何在喜愛的冰淇淋店瀏覽選擇。即使你最喜歡的是香草口味，你是不是會審視所有容器，看還有什麼口味？即使你最後點了香草冰淇淋，你還是會因為有機會看到其他口味，而感到心滿意足。喔！等等……有巧克力奶油混合萊姆堅果和櫻桃冰淇淋喔！取消剛才所點的，我改變主意了！

學生有時非常重複他們的選擇。也許他們只喜歡一樣東西，但另一個可能性是他們不知道其他選擇是什麼……他可能不了解做選擇的意思。事實上，他們可能認為每次都必須選同樣的東西。有一個技巧可以測試學生是否總是選同樣的東西。確定選項都是看得見……圖片、實物等等。

第一次，讓他選最喜歡的項目，之後要再選時，不提供第一次的選項。蓋起來、翻面、移到碰不到的位置或用其他策略，表明那項目已被使用了、用完了或者已經沒有了。然後，建議他從剩下的項目做選擇。依照這樣的程序，直到所有的選項都被試過。

有些學生不懂做選擇的選擇力，他們將其理解為標記活動。這偶爾發生在花相當多時間學習如何標記圖片與實物，以當作語言學習活動的學生身上。當他們看到選項時，就將項目標記，並沒有意識到他們正在做選擇，且將獲得自己所標記的東西。因此，他們所說的未必是真正想要的。他們似乎不懂標記與要求功能上的差異。除此之外，他們可能不了解做選擇含有排他的性質，也就是選擇一樣東西便意謂著排斥其他的選擇。

也有些學生需要特別教導。

1. 利用視覺選擇

以看得見的方式讓學生知道有哪些選擇。與非常年幼的孩子、較低功能或剛開始發展做選擇技巧的學生進行活動時，在初始教學時使用實物比較有效。實物、圖片或書面文字適合容易理解這些形式的學生。使用學生能理解的任何形式。

2. 從二選一開始

將選擇呈現在學生面前，問學生：「你要蘋果還是香蕉？」當你說出每個選項時，將物品移到孩子面前或拿出一些，以強調你所說的。

3. 鼓勵孩子表達他的選擇

決定你希望學生做選擇時，所使用的溝通形式，目標是要鼓勵學生結合能力所及的任何溝通方式。為達此目標，你可能需要鼓勵學生：

- 碰觸或指出他的選擇
- 將他選擇的圖片交給你
- 結合動作表達、圖片與口語或文字

別惱怒孩子。所期待的溝通方式若對孩子太難，實際上會增加行為事件。剛開始時，你可能需要接受他們做選擇的方式。當他們開始學習步驟時，你可以逐步地期待他們以更複雜的溝通形式要求那選擇。

在教導學生表達他們的選擇時，逐步地教導學生使用不同的形式要求或做選擇。如果你只教一種形式，將更難以把技巧類化到無法完全掌控的現實生活情境。

4. 給學生他所選的

5. 移動或移除未被選上的項目

得到所選的東西令人滿足。有時，學生不了解選了

某一樣就表示放棄了其他項目，所以移動或移除其他項目，可以清楚表明這個概念。

> 另一種變化是專注於教導學生主動表達要求。教導他拿給你一張圖片，要求他要的東西。這方法開始的步驟如下：
>
> - 在你的面前放置或你手裡握著學生非常想要的物品或食物。
> - 在學生面前放置那物品的圖片。
> - 用一些方法示範，請學生將圖片交給你以取得該物品。
> - 一旦學生理解可用圖片換取該物品，表示他已發展出一項強有力的技巧來得到想要的。
> - 學習將這技巧類推到其他情境來要求其他選擇。
>
> 「圖片交換溝通系統」（PECS）詳列教導學生表達要求的順序（Frost, 1996），這系統對不善於主動溝通技巧的學生成效特別顯著，能教導他們清楚地表達溝通意圖。

不論你利用哪種變化教導表達要求或做選擇，記得關鍵是：

- 利用這個機會教導和加強溝通意圖。
- 鼓勵朝向你的視線接觸和肢體方位。
- 不鼓勵抓取……抓取長遠而言是不被接受的技巧。

除了食物，學生還可選什麼？

給學生最普遍的選擇是食物品目。別忘了！一天當中有很多機會可以做選擇。讓學生選擇：

- 想穿哪件衣服？

我想一起工作的是：
☐　丹尼
☐　凱莉
☐　伊麗莎白
☐　麥克
☐　艾蜜莉
☐　安必格爾
☐　路易斯

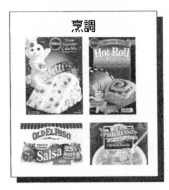

烹調

- 想讀哪本書？
- 想聽哪片 CD？
- 想看哪捲錄影帶？
- 想去哪家餐廳？
- 想做哪個座位？
- 想和誰走在一起？
- 想買哪種麥片？
- 想用哪條毛巾？
- 想用哪種電腦程式？
- 想煮哪種食物？
- 想做什麼工作？
- 以及其他等等。

在學生的生活中，有數不清的機會可以提出要求與做選擇。食物對多數的學生是如許強的動力，所以普遍一開始在與食物相關的活動中教導這技巧。一旦學生學會在與食物相關的活動練習這能力，就有機會將這技巧應用在其他生活情境。別忘了，學生可能無法將這技巧類推到其他需求或要求上，除非特別在不同的情境教導。

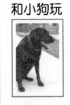
和小狗玩

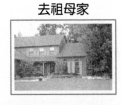
去祖母家

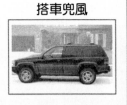
搭車兜風

當學生出現不適當的行為或因某事發作，提供一些替代性的選擇是有效的方法，可以調停或終止問題。給他選擇其他事物的機會，可協助停止不當行為。

給學生選擇，並允許他們提出要求，真的那麼重要嗎？

顯然是的！這技巧明顯影響行為。將做選擇併入學

生的生活中是教導溝通並且避免行為問題。當學生有良好的溝通技巧時，甚至不必詢問，他們就能表達自己的選擇與喜好。當他們較無法溝通時，大人會忘記提供機會。反而是學生的需要與需求可能被指定或預設好，以至於自己他沒有太多機會可以掌控自己的環境。

　　這樣的情形很容易在學校的午餐桌上觀察到。必然有學生坐在擺著一堆食物的午餐盒前，卻從來不吃，坐在旁邊的同學則吃著令人垂涎的食物。結果看來像是行為問題：

- 他老是想要拿其他孩子的食物。
- 他亂丟食物。
- 午餐時他不吃，然後整個下午執意要吃點心。

　　口語較好的孩子會跟媽媽抱怨午餐盒裡的食物，或是與同學商量交換食物。

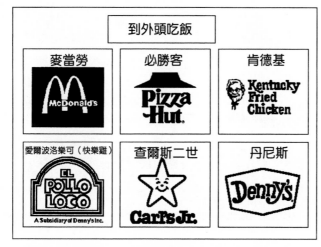

　　重點：教導學生提出要求和做選擇，讓他們更能掌控生活，因而減少行為問題。做選擇有助於：

- 提高注意力。
- 促進溝通意圖。

> 吃──喝的爭議
> 有些學生需從非常基礎的程度開始訓練。為了嘗試給這些學生較簡單的課題，有些老師決定分「吃」和「喝」兩種選擇，他們認為這些選項對學生而言最簡單。想一想：能力受限的學生如何了解吃和喝的差異？從學生的觀點來看，食物全都進到嘴裡。區分固體與液體是相當高階抽象的技巧。更簡單、容易的課題是提供非常具體的選項：你要果汁，還是香蕉？

- 符合學生真正想要或要求的。
- 增加語彙。
- 在溝通互動中促進主動參與。
- 減少行為困擾。
- 當學生有問題時分散其注意。

別忘了，讓這些選擇機會更容易看見，將協助學生更成功地參與。

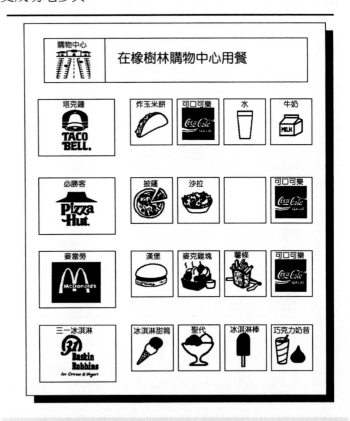

購物中心	在橡樹林購物中心用餐			
塔克鐘 TACO BELL.	炸玉米餅	可口可樂	水	牛奶
必勝客 Pizza Hut.	披薩	沙拉		可口可樂
麥當勞 McDonalds	漢堡	麥克雞塊	薯條	可口可樂
三一冰淇淋 Baskin Robbins	冰淇淋甜筒	聖代	冰淇淋棒	巧克力奶昔

抗議、生氣或不當行為很容易混為一談，因為抗議往往以生氣的形式來溝通。也許因為學生其他溝通企圖無效，使得抗議經常轉為生氣。問題是：學生多常以較可被接受的方式表示拒絕，卻不被他人尊重？他們又多常訴諸生氣或攻擊的方式抗議，只因為這形式對他們有效？

◉ 教導抗議和拒絕的技巧

抗議不是件壞事。我們希望學生能夠清楚地告訴我們不想要什麼，就如同他們告訴我們真正想要的。知道

如何以社會可接受的方式表達抗議是很重要的技巧，而
學生能理解與知道如何回應他人的抗議也一樣重要。表
達或理解抗議的困難，常常會產生不當的行為。

記得你需要教導學生：

- 如何理解他人抗議的技巧。
- 如何回應他人的抗議。
- 如何使用抗議策略來有效地滿足需求。

混合教導這些技巧可能最有效。學生愈知道如何使
用抗議技巧，就愈懂得他人什麼時候抗議以及如何抗議。

你是說我們應該教導學生抗議嗎？難道他們抗議得還不夠多嗎？

很多人根本不曾考慮教導學生抗議，因為擔心他們
會更難管教。在現實生活中，成人可能害怕失去掌控。
不過別忘了一件重要的事，其實學生早就在抗議了。以
往他們以任何自認有用的溝通方式表達抗議，這意謂著
他們經常使用我們認為很糟糕或不當的行為。因此，我
們的目標是要教導他們一些較社會化且適當的選擇，以
更有效地達到他們所要的。別忘了溝通技巧較佳的學生，
會自然而然的表達抗議。

你建議教什麼？什麼是可教導的適當抗議技巧？

這問題的答案不簡單。選擇要教什麼取決於：

- **學生的年齡**：年幼的孩子使用與青少年不同的語言和溝通形式。

> 教學失敗最普遍的原因之一是，一次教太多東西，學生混淆了。一次只教一樣東西似乎很費力，但配合學生學習速度的教學能夠產生長遠的成功。學生最常被抱怨的是做事不穩定，或許是因為尚未全然地學會個別的技巧。

- **整體的語言能力**：剛開始發展語言的學生，作為早期語彙之一，通常會從學習到的，至少一種普通的抗議中得到好處，這給了他們力量。溝通技巧發展較佳的學生能學更多不同的東西說或做。

- **長期學習能力**：如果學生學得很慢，長期潛力是學到十個單字時，你必須選一或兩個一般的選項，才可發揮最大的效果。至於有能力學習更多語彙的學生，教導的單字量視他們的學習速度和社交需求而定。

- **學習速度**：雖然有些學生有能力同時學習好幾項，但如果能在加入另一項到選擇單之前，教導一段片語或反覆回應，直到自發性地學會為止，學生學習速度雖然放慢，但通常進步較多。因為一次只教導一項技巧，試著挑最一般、普遍的選項開始。

- **學生同儕團體間的語言和作法**：通常成人教學生成人的語言，而非學生的語言。學生需要學習同儕間獨特的策略。

- **學生整體的社交能力**：看起來具備較多社交技巧的學生可能會困擾最大，因為他們被期待理解他們所說的。他們試著從模仿所看到的來處理社交情境。實際上，他們可能出錯，例如：用錯語彙、找錯對象或在不當的情境採取行動。

- **學生辨識適當與不適當的能力**：有些學生比其他學生更能夠學到社交規則。雖然告訴同儕「滾開」可以被接受，但若是學生對老師說這樣的話，他就會被叫到校長室了。教導使用適切的語言是訓練課程中必要的一環。如果學生無法獨立判斷語

言的適切性，也許最好教導他「安全」的語彙。

・ **什麼是學生需要溝通的**：觀察學生與他人的社交
互動便會發現學生的挫折感所在。當出現困難時，
想想其他學生可能使用的語彙或行動，這就是你
要教導的語彙或行動。情境教導有幫助，但最大
的進展其實是來自於說出平日經常出現的需求。

你建議教導哪類抗議策略？

想想非口語和口語兩種溝通形式，最有效的溝通嘗
試是結合二者。從觀察學生的同儕團體，就可以得到這
問題的最佳答案。

> **典型的非口語抗議策略包括：**
> ・搖頭說「不」
> ・輕輕地將某物或某人推開
> ・舉手表示「停」
> ・使用動作表達
> ・移開
> ・將物品歸還某人
> ・擺出不悅神情

口語抗議和回應：

這裡有許多口語的選擇。下列清單是與幾位學前到
高中的學生訪談時蒐集而來的，典型的口頭抗議包括禮
貌性語言到「孩子間的流行語」。學生習慣的語調也是
表達抗議的一部分，這是讓那些措辭難以使用和理解的
原因。

當有人打擾你或你不想要某樣東西時，
你可以說什麼？

- 我想獨處
- 不要
- 不用了，謝謝
- 我不想要
- 請不要這樣
- 這是我的
- 你這笨蛋
- 你這傻瓜
- 呆子
- 你有夠笨
- 走開
- 別管我
- 你很煩
- 你干擾到我
- 你讓我抓狂
- 滾到那邊去
- 管好你自己
- 我不想這樣做
- 做點有益的事
- 現在不是時候
- 隨便
- 離我遠一點
- 你不知道你在說什麼
- 其他低級髒話

- 不要這樣
- 我不在乎
- 狗屁！該死！……等等
- 胡說！
- 你真蠢！
- 繼續做你的白日夢吧
- 隨你便
- 那是什麼？
- 你毫無頭緒
- 饒了我吧
- 你最好別跟我開玩笑
- 以後再說
- 滾開
- 逃吧
- 過去吧
- 我很抱歉
- 別吵了
- 超級大笨蛋
- 你哪來的膽在這作威作福
- 夠了！
- 下流
- 真噁！

負面語調，語彙意思就不一樣了：
- 好啊！對啊！
- 去愛吧！
- 很好！

- 繼續吧！
- 不必！

　　看過上述清單後，你會選擇什麼措辭教導溝通困難的學生呢？你可能得到一些學生的幫助，加許多慣用語在清單上。教導理解和使用同等重要，當別人使用這些措辭時，表示什麼意思？哪些措辭是該說或在溝通時使用？

有些措辭並非那麼理想！

滾開！超級大笨蛋！認清學生的語言並非成人的語言，這是教學特別重要的部分，因為決定要教什麼措辭，對學生能如何掌握社交狀況有極大的差異。成人通常教導學生有禮貌且適當的措辭，但那不是他們同儕所用的。當他們使用時，如果這些措辭太正式或過於像大人說的話，就會在社交上與同儕有所隔閡。如果其他學生使用「孩子間的流行語」，我們的特殊學生可能無法理解他們在說些什麼。

如果學生使用那些語言，難道人們不會認為他們的行為很糟嗎？

是的，那可能造成問題。如果他們使用其中一些語言，但對象或時機不對，可能也會遇到麻煩。由於他們難以判斷社交情境，所以潛在問題很大。這就是為什麼需要教導他們適當的技巧。

當提姆說「別吵了」，表示他不要再被打擾了。

幫助學生理解

- 當別人使用這些慣用語時，教導學生了解其意思。他們在與人溝通時若能了解這些慣用語，就能夠更適切地回應。
- 幫助學生認識語調使許多措辭的意思變得很不一樣，例如：「很好」可表示某事很好，但是也可用來表達「如果這是你想要的方式……那也要看我是否願意」，聲音的語調會產生不同的意思。
- 有時這些語彙使用在嬉鬧的社交情境，有些人試

171

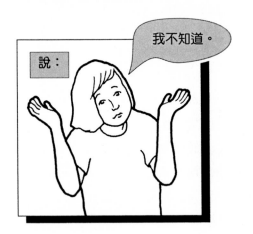

說：

我不知道。

圖風趣幽默；不過有時這些語彙則用來表達憤怒。真的很難區辨其中差異。

- 對學生強調，觀察人們的肢體語言和臉部表情，會發現這些語彙的意思也隨之改變，幫助你更了解那個人的意思。

幫助學生表達想法

- 教導學生使用適用於不同情境的慣用語。如果學生的能力只能學到清單上的幾個慣用語時，那選些較有用的。

- 教導學生幾種選擇，幫他們從選單上選擇一句適當的慣用語。學到對情境有效的評估和做選擇是很有用的。

- 教導他們跟長輩與平輩說話的不同。有些話適合與長輩說，有些話則可能給他們帶來麻煩。

- 幫助學生了解表達抗議有不同的程度。如何表達來制止輕微的騷擾舉動，可能和嚴重的混亂有很大的差異。一點點惱怒和非常抓狂是不同的。

別忘了這類型技巧的困難是自閉症、學習障礙、情緒障礙及其他中重度溝通障礙學生的溝通障礙核心。更清楚地說，這些學生的社交技巧和社交判斷都有困難，他們無法輕易地學會這些技巧，他們可能無法透過模仿而學會適切的技巧。糟糕的是他們常常模仿不該模仿的……不討人喜歡，卻引人側目的溝通行為，這表示我們需要確認教導他們能夠適當處理情境的技巧，我們需要特別教導合宜的技巧。

教導拒絕和抗議的視覺技巧：

- **舉例說明**

示範如何表達抗議或拒絕，可以利用一整天自然發生的機會。誇大你的表情及動作，重複幾遍並鼓勵學生模仿你。安排在很短時間內有多種表達拒絕或抗議機會的情境，經常重複練習能比偶發事件帶來更快速的學習效果。

- **利用視覺工具**

利用視覺工具教導學生如何理解與表達，視覺提示

提供學習特定技巧的結構。

‧ 嘗試角色扮演

舉例說明適當與不適當的抗議和拒絕行為，並提供學生行為和語彙的練習機會。互動情境盡可能真實，以便學生能類化到真實生活情境。

‧ 在鏡子前練習

當在示範說明時，鼓勵學生看著鏡中的你，然後讓他看著鏡子練習相同的技巧。

‧ 利用錄影機

錄下事件或練習時段，然後反覆觀看。對學生而言，行動可能太快，以致無法真正吸收和理解社交互動。他們處理訊息不夠快。觀看示範正確行為的錄影帶可幫助他們記住整個例行程序，可結合錄影帶和實際演練。

‧ 嘗試立即重演

當學生在現實生活情境不當處理時，立即停下所有的事，在當下情境教導合宜的言行。提供學生所需的訊息……如何理解那情境，或是如何在該情境溝通，然後讓那事件重來一次。告訴其他學生什麼是立即重演以及為何需要再次重現，這樣他們會更配合你，重現你所認為需要當下教導的情境。

‧ 看電視

試著錄下肥皂劇或類似「感情戲」。不開音效看錄影帶，討論演員看起來如何……他們在表達什麼情緒。不要將全劇看完，確認幾個你所教導的視覺範例，然後一看再看。

‧ 記錄

當有問題時，將情境像故事寫下來，幫助學生回顧情境，想想到底發生了什麼事。描述發生了什麼事及什

> 如果你能夠利用兩個人來教導技巧，提示策略就會非常有效。一人當作溝通夥伴，另一人則提示學生做出適當回應。雖然雙人教學通常很理想，但普遍來說並不可能。如果只有你一個人，做能力所及和必須做的，只要知道有雙人教學策略，有機會時宜加以運用。

> 當有人坐在你的椅子時，

> 說：「請離開。」

麼事應該發生。向學生解釋任何他們不了解的地方。將訊息記錄下來比口語對話更有助於回想。

範例：

問題：艾力克斯開始有能力讓別人知道他想要什麼。在正餐或點心時間，他試著讓媽媽知道他想吃什麼。有時媽媽難以理解他要選什麼，如果她從櫃子拿出不對的食品，艾力克斯就會大哭大叫，並戳自己的眼睛。

原因：艾力克斯知道如何以大哭大叫及戳自己的眼睛，作為抗議的形式。他還沒學會任何適當的策略來表達該訊息。當孩子學做選擇時，生活不會立刻變得完美。有時他們真正想要的，並沒有當作選項，有時他們做選擇的技巧還不夠純熟，或所選的並不是自己想要的，他們不知道要如何「還原」錯誤，或讓你知道他們已經改變主意。有時則是大人不懂，而給了不對的東西。

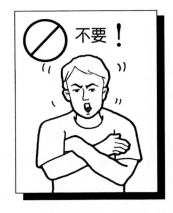

解決方法：教導艾力克斯一些適當表達「不」的方法，例如：搖頭表示不要、把東西推開、或是說「不！」這些都是在這情境中有用的方法。

在艾力克斯出現不當的抗議行為前，教導這些技巧最有效。稍微建立情境有幫助，你才有機會在負向行為出現前介入，教導這些技巧。當你確實知道他想要的東西時，留意機會，一開始給他不對的東西，立刻提示艾力克斯說不是。用肢體提示他用手輕輕把東西推開，協助他搖頭或說不，但要避免每一次都這樣與他互動。如果你太常這樣做，孩子會變得很困惑。雖然這是很棒的教導策略，但好東西太多未必更好。

問題：在教室裡，艾倫很擅長堆結構複雜的積木，他喜歡獨自玩耍，討厭其他學生打擾。如果其他學生接近或碰他的積木，艾倫就會打他們。當然，這不是能被接受和同儕溝通的方法。

原因：艾倫的行為和他的自閉症有很大的關係。他對玩具有很強的占有慾，不喜歡有人接近他的空間。他的語言技巧不佳，難以掌控情境。

解決方法：艾倫需要學習更好的社交技巧。老師認為艾倫學習接受其他學生在他附近玩，對他有好處，並教導他說「請不要碰我的積木」來協助這樣的情境。她做了一張圖卡，提醒艾倫使用語言，也教他伸手以動作表示不要靠近。使用語言和手勢提醒其他學生尊重艾倫的積木建築。一旦艾倫確定他們不會干擾他的作品，他便能接受他們靠近他玩或玩相同的積木。

備註：教導禮貌性語彙，譬如請和謝謝時，需要小心考量。自閉症學生學習語言和一般學生不同，需要記住的重點是，像艾倫這樣的學生，語言的學習傾向於整句或片語。對艾倫而言，「請不要碰」像是一個字，他可能會一整句學起來，所以在這樣的情況下，老師決定加個「請」字，因為「不要碰」聽來粗野又跋扈。為了教導禮儀，有些人試著教導學生以禮貌性字眼說每樣東西。即使往往學生根本不懂那語彙的意思。結果學生便死背愈來愈長的片語來表達想法。不是在每句話加上禮貌性語彙都是合宜的，應該視情況而定，才能幫助學生表現得更得體。

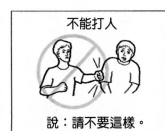

> **當有人亂碰你的玩具時，可以說：**
>
> 我想要自己玩。
> 我不需要任何幫忙。
> 請不要碰我的玩具。

> **不能打人**
>
> 說：請不要這樣。

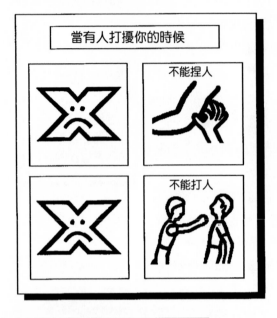

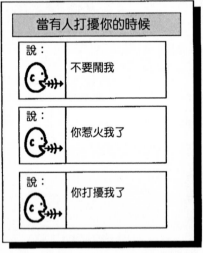

問題：艾迪站在門邊排隊，一位學生撞到艾迪，艾迪轉身攻擊同學。這真是糟糕畫面！

原因：另一位學生被絆倒，撞上艾迪，這其實是意外事件……典型的校園情境。艾迪認為被攻擊了，為了保護自己，他猛烈回擊。即使艾迪能說，但他不知道如何用語言表達，來掌控挑戰或情緒性的情境。

解決方法：艾迪需要學習一些處理困難情境的語言，教他一些一般性且適用於許多情境的慣用語，讓他能使用語言，而不是以行為來處理問題。

問題：米凱愈來愈能夠與其他學生一起玩，他使用的語彙也變多了。他開始模仿一些其他學生所使用的不當或不妥的語言，例如：米凱急著結束他最喜歡的電動遊戲，在老師叫他的時候，他回答：「混帳東西，滾開！」當他跟校長說：「別管我，媽的！」就真的造成騷動了。

原因：米凱模仿同儕所使用的語言，但是他不懂其他學生了解的人際互動規則。他們知道跟長輩和同儕說話的差異，依對象不同應使用不同的語言。米凱需要學習辨識什麼時候該說什麼話。

解決方法：解決這些問題可能需要花點時間想一想，需要考量好幾種因素。設計的解決方案視米凱能學到理解多少人際互動而定。

首先可能傾向試圖教他列出「不可以」使用的語彙清單。這方法的唯一問題是：

- 清單可能會變得很長。
- 關注在你不希望他使用的語言上，可能因他想激怒你，而鼓勵他說得更多。
- 可能難以提供米凱一套有別於其他學生的規則。
- 當其他學生說了米凱不能說的語彙，他可能變得很困惑或生氣。

但是……這可能有效。如果你告訴他不能這麼做，可能有所幫助，依米凱的狀況而定。但也可能有其他更有效的策略。

考慮這些選擇：

- 如果你相信不會再發生，有時試著忽略某些言行反而是最有效的方法。
- 立即糾正或指導他在當時情境該如何表達。
- 如果你認為在當下情境，清楚地與米凱說明他所做的是錯的及如何修正很重要，就讓交談視覺化。
- 將焦點放在正向的行為，教導米凱以合宜的方式與長輩交談，教他可以說的話。
- 開始教導有禮和無禮的概念。

別忘了，在設計這類問題的解決方法時，需具備兩個目標：

- 解決立即性的問題。
- 教導長期自我管理的技巧。

> 對我們而言，告訴學生做錯了非常容易，我們可以叫他們停止或懲罰他們。但我們也容易忘記要明白地告訴學生什麼是他應該做的。

我可以使用的語彙	
與長輩交談的語言	與孩子交談的語言
請不要這麼做。 不用了，謝謝！ 對不起。 是的，傑肯先生。	別吵了。 不做了。 注意！小心點！ 你是個混蛋。

重點：不當行為經常出現是因為學生難以適度地表達或理解抗議。

- 需要清楚明白地教導學生理解和使用抗議及拒絕的技巧。
- 由於學生的能力受限，他們學習這些技巧可能非常困難。

這些教導策略也適用於教導其他的社交技巧，不過抗議技巧是很好的切入點。難以理解或使用合宜的抗議是最普遍的溝通行為問題之一。

備註：一定要記得，你所選擇的方法需要合乎學生的發展和理解的程度。

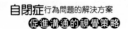

◎ 教導協商的語言

具備有效溝通技巧的學生能夠與人商量他們的選擇，他們能掌握控狀況，達到滿意的結果，而有溝通困難的學生則無法辦到。

學生能與人協商很重要嗎？

這是非常重要的技巧，因為行為問題常出現在難以掌控的情境。想一想，成人普遍為溝通能力較差的學生掌控人際互動，並支配結果，成人總是試著掌控學生。這不是建議要他們退出主導角色，但想想嚴格是比較容易掌控情境，但在「結構」之名下，我們忘記了對人們犯錯或對人性的包容。

既然我們討論的是行為，這又與行為有何關聯？

行為經常受到這領域能力不足的影響。一種極端是，學生因為對溝通顯得無助而變得被動，另一極端則是學生付諸行動，因為這是他們知道試圖掌控情境的唯一方法。

我們方案中的學生通常不知道如何說，或不知如何有效地清楚表達生活中的各種觀點。想想協商這些選擇觀點所需的用語：

- 兩個我都要。
- 我改變主意了。
- 哪些是我的選擇？
- 我錯了。

- 我不知道。
- 我想要不一樣的選擇。
- 我可以選不一樣的東西嗎？
- 我可以做不一樣的事嗎？
- 這跟我想的不一樣。
- 兩種我都不要。
- 我不知道我到底要什麼。
- 我能等到以後嗎？

這些學生也常在一般的談話情境中面臨困境，他們錯失一些訊息，而且他們的思考與處理訊息的能力比其他人慢。我們的教導和表達的速度很快……對一些學生而言，實在是太快而令他們難以跟上。簡單的措辭可以幫助他們得到所需的訊息。當學生有能力掌控情境來滿足需求時，他們的參與度就大幅提高。考慮這些慣用語：

- 我不懂。
- 等一下。
- 讓我想一下。
- 我沒聽到。
- 可以再說一次嗎？
- 我正在想。
- 你可以給我看嗎？
- 你會把那抄下來嗎？

成人常將自己處在輸贏的情境。當學生與大人衝突時，一方若占上風，另一方就是挫敗。與其將自己限於這樣的規範狀況，不如將之視為教導溝通技巧的良機。

範例：

問題：白瑞德指著長桌上的蘋果提出請求。不過，當他將蘋果握在手中，老師從櫃子裡拿出一盒餅乾，白瑞德立刻大發脾氣。

原因：白瑞德不知道有其他選擇，當他發現有餅乾時，他沒有溝通技巧來改變那個狀況。

解決方法：教導白瑞德把蘋果放回去，並指著他真正想要的東西。理想的作法是，應在他發脾氣前，示範給他看應該怎樣處理這樣的情況。一旦他已鬧情緒，給他餅乾就會變成發脾氣的獎勵。假如他在鬧情緒，在協商交換前，運用任何可能的方法讓他冷靜下來。學生有時運用一些方法協商交換，但是成人忽略他們的協商舉動，或者成人認為學生已經做了選擇，不應該要另一個。與其堅持在規範的狀況下，不如將之視為教導溝通技巧的良機。

問題：當別人說的時候，泰德無法專心。當他發覺老師正在跟他說話時，他經常已錯過問題或說明的前段。即使他沒有聽完問題，他也會脫口說出答案。

原因：泰德注意力缺陷症的診斷，是造成他的行為問題最大的原因。

解決方法：人們利用視覺工具與泰德溝通，對他有幫助。視覺工具可吸引他的注意力，並幫助他專注在所談的話題。可惜的是，並非生活的全部都能被視覺化。在無法視覺化的情境下，泰德需要學習尋求協助。告訴對方：「對不起，我沒聽到你剛剛說的。」或是：「你可以把那抄下來嗎？」這些都可以幫助泰德克服他的困

境。這挑戰是：泰德記得向人求助前，需要知道自己的困難。他可能需要學習了解到什麼時候他有困難。

雖然協商大多是口語的方式，但是非口語和口語都會出現。並非全部學生皆能學會協商語言，對於正在學習做選擇，或是剛發展語言技巧的學生而言，這些語彙可能太難或令人困惑。這些措辭適合那些已經達到會話程度的學生。

重點：學生從學習協商語言中得到好處。教導這類型的慣用語：

- 教導他們處理困境的技巧。
- 避免他們使用較不討喜的行為。
- 教導他們在應對前先蒐集所有資訊。
- 幫助他們更得體地參與。

當你不懂的時候，可以如何說？

1. 請再重複一次。
2. 我沒聽到。
3. 我不懂你說什麼。
4. 我不懂。
5. 什麼？
6. 你說什麼？
7. 我不能理解。
8. 啥？

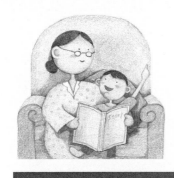

第九章　運用視覺工具調整行為

人們常常談論著「提供學生一個結構性環境」。

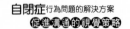

什麼是結構？要怎麼做可以讓學生在環境中感到舒適自在？

　　結構指的是我們營造學生可預期的環境。當學生知道什麼是可期待的和如何表現，他們會比較放鬆且更滿足。他們喜歡我們提供許多訊息，因為這樣就不需付出很多心力探索生活。視覺工具讓學生清楚生活中較難理解的一些抽象事物，幫助管理他們的行為。提供學生訊息是重要的，我們需要清楚地讓他們明白什麼是可以或不可以被接納的。規則協助告訴他們如何表現。運用具體的形式幫助他們理解抽象觀點，引導他們表現較佳的行為。

給他們這麼多待遵守的規則會不會太嚴苛了？

　　相反地，規則提供生活令人愉悅的結構。如果你確切地知道你被期待的是什麼，就比較容易參與其中；如果你必須老在猜測，生活就變得很挫折。當你完全不能理解那些抽象卻支配我們該如何表現的事物時，也讓人非常挫折。我們所稱的「行為問題」經常是因為學生不懂社會規範所表現出來的行為。他們無法清楚了解什麼是應該或不應該做的，即使他們理解，也可能難以適當地管理自己。他們有許多事情需要思考，視覺工具可以對他們有所助益，且讓我們更深入地探索此一主題。

◎ 表達「不」

- 「不，不能給你。」
- 「不，不要這樣。」
- 「不，沒有牛奶了。」
- 「不，我們不是看牙醫，而是去冰淇淋店。」
- 「我知道了……玩你最喜歡的遊戲吧！」

我不認為「不」很難理解，但是我已經看到問題出在哪裡了！

　　你能夠了解這困惑嗎？提供訊息的脈絡裡，「不」是很有威力的字眼。當孩子還很小的時候，父母便開始使用這字眼糾正他們。在正常發展中，這是孩子普遍學會的最初語彙之一。自閉症、其他溝通障礙及有行為問題的學生聽到「不」這個字，比他們表達的還多。這概念的表達會大大地影響他們如何回應。

「不」這個字確實有很多不同的意思，不是嗎？

　　「不」被用來傳達很多不同的概念。想像一位孩子經常聽到「不」的意思，例如：「你真是不乖，不要再做那個了！」所以他發展了一套回應這個字的模式。然後，當有人告訴他：「不，都沒有了。」他可能回應被別人說：「不！你不乖，所以你不能得到任何東西。」這很讓人困惑，不是嗎？我們處理的是對概念和關係理

解有困難的學生，而「不」這個字有無數不同的意思，況且他們最初開始學這個字，可能是因為不乖或做了危險的事被糾正。這意思是說，學生聽到一個強烈的字眼時，接下來可能用一些其他的提示或指正，以確保孩子理解。孩子首次學習這個字時，是與負面事物相關，難怪當他在不同脈絡聽到這個字時，反應會那麼強烈。

如何表達「不」？

1. 使用多種專門用語

當傳達任何這些概念時，使用專門用語很重要。告知學生「我們等會兒做」，可能會比說「不，現在不行」產生更正向的回應。告訴學生他最喜歡的點心「都沒了」，可能和「不，不能給你」的回答，有全然不一樣的回應。組合的語句對有些學生有幫助，例如：「再也沒有了……全都沒了。」

2. 使用視覺工具

視覺性工具以更具體的方式協助概念的傳達，這是表現創意的機會。發展學生能理解的方法很重要，目標是以看得見的方式呈現活動、選項及其他訊息，因此否定也能以視覺化表示。

3. 提供學生許多相關訊息

在視覺訊息上，提供學生什麼不可以和什麼可以二者同等重要。他們通常除了需要知道什麼不能做，還需要知道什麼可以做。如果現在不能做某件事，讓他們知道什麼時候可以做。學生需要知道這件事可以做，只是要等會兒。如果無法提供他們想要的東西，告知其他可能的選擇。

4. 說明「不」的意思

學生無法只因為你告訴和展示一個符號說明意思，就會理解。他可能需要提示、引導或加入其他方法，幫助他了解你真正試圖傳達的是什麼。

5. 教導學生如何回應「不」

如果學生對「不」曾有不好的經驗，當你使用這字眼時，得到負面回應並不令人意外。教導他們在那樣的情境下，可以如何表達或如何做。

備註：有些人認為，與這些學生說「不」並不恰當。「不」這個字是重要且強而有力的字眼，放心用吧！但不要過度使用。要注意學生的反應，隨時修正你的表達，以得到你所期待的回應。別放棄這個字，只要有效地運用它。

表達「不」的技巧：

· 使用國際間通用的標誌「不」

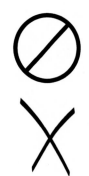

那個標誌具有搶眼的外觀，學生很容易辨識，可以貼在學生不能靠近的櫥櫃，或是不能出入的門上。也可以貼在規則表上，強調不可接受的行為。

· 使用其他標記表示一些「不」的概念

使用學生認識的標記最重要，需配合學生的語言和溝通表達的程度。介紹太多學生不能理解的標記，無法增進溝通。

· 遮住東西

如果有些東西不能提供，移開似乎很合理，例如：從選擇板上。問題是，單純將項目移除，不能確認學生能了解那個項目已經不能選了。學生可能執意要求那個已從選擇板上移除的選項，因為他仍記得。一旦你移除那圖片，就再也無法用以溝通。不如將圖片翻面或遮住，使它還是有用的溝通工具。

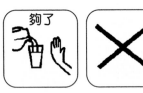

·利用更多的視覺工具解釋概念

從你的視覺工具箱中，拿出另外一些東西幫助學生了解情境。利用工具告訴他們，何時或還有什麼訊息可以幫助他們理解。別忘了，幾種視覺工具結合使用，常常可以幫助學生真正抓住我們想要他們了解的東西。

教導學生表達「不」！

　　學生確實表達過「不」，卻通常出現在抗議的情境。
「不」是世界性語言，適用在很多情況。如果他們表達
抗議的方式有限，你會看到很多試圖掌控情境的負向行
為。讓學生學習一些替代的方法處理情況很重要。教導
他們一些不同的語彙來表達或溝通，幫助他們更能掌控。

考慮表達「不」的替代用語	
・不	・我不想
・等會兒再做	・就這樣了
・現在不行	・夠了
・我還沒完成	・停
・全都做完了	・不要這樣做
・我做完了	・不要走
・我不知道	・請離開
・我不喜歡	・這是我的

　　重點：行為問題很容易因為「不」這個簡單的字而
出現。學生的反應不是因為不了解這個字的多種用法，
就是他們沒有適切且有效的方法表達這語彙。

- 「不」是個非常強有力的字眼，能引起很多誤
  解。
- 記得「不」的概念可以用多種不同的語彙表達。
- 視覺工具有助於傳達「不」的意思。

◉ 建立規則與行為指引

　　大多數的學生不是故意想要「使壞」。如同我們已經發現的，行為起於多種不同的原因。視覺工具幫助學生知道如何表現舉止，也幫助學生知道我們期待的行為。

　　視覺規則用來：

- 告訴學生什麼能做。
- 告訴學生什麼不能做。
- 明示後果（如果……就會……）。

為什麼這些學生不懂這些規則？

　　他們不明白，也不記得。或許他們已經學會不同的常規，但是不知道如何變通。我們方案的學生所察覺的世界與其他人所理解的很不一樣。嘗試從學生的角度思考生活。

1. 學生可能沒注意到我們用來修正行為的社會架構

　　他們似乎「沉浸在自己的世界」或受內在驅使。這造成：

- 自我刺激。
- 獨自娛樂，沒意識到我們的要求。
- 衝動地滿足自己的需求，而忽略該有的合宜舉止或社會規範。
- 在自主或自我滿足的衝動企圖上，難以加諸外在規範。

2. 他們的溝通障礙造成行為無法合宜

- 他們不了解發生了什麼事或所要求的是什麼。

- 他們不懂為什麼要遵守某些規則。
- 他們可能做他們認為應該做的事。
- 他們不了解他們所做的，並非我們的期待。
- 他們不能理解生活中的偶發事件。
- 當他們沒有其他更有效的方法掌控情境時，便可能將行為當作溝通的形式。

3. **他們無法適當地詮釋社交訊息來調整行為**

- 他們無法精確地詮釋指引行為選擇的非口語訊息。
- 他們無法領悟行動和選擇的社交涵義。

4. **他們所做的是學過又能明白的**

他們不了解，他們學過的行為不適合當下情境，而他們也不知道還能做什麼。

- 他們展現所學的行為。
- 他們遵守所學的常規，但可能不是正確的常規。
- 他們不知道如何調整所學的行為，以迎合特定的情境。

每個人可能對學生的行為反應不一致，不一致也發生在人和人之間。這個人允許的行為，另一個人卻認為需要糾正。這樣的情況令人困惑。將規則視覺化可以同時幫助老師與學生，然後成人就知道什麼規則要堅持。

成人不教規則嗎？

我們當然會試著教學生一些規則。典型的方式是一再重複告訴學生我們所期待的。但即使學生表明願意合作和參與，由於我們掌控行為問題的形式，他們不會特別成功。通常學生的表現不符合我們的期待，因為：

1. **我們沒有清楚表達我們的期待**
   - 我們使用模糊且不清楚的語言。
   - 我們只是口語表達，沒有運用其他方式協助說明，以確認學生了解。
   - 我們未明確表達我們的期待。
   - 我們說太多，學生無法歸納出我們真正的期待。
2. **我們沒有認真看待自己所說的**
   - 我們提出不切實際的要求。
   - 我們沒有嚴加追蹤，幫助學生貫徹我們的要求。
3. **我們的期待不一致**
   當學生所為非我們所期待時：
   - 有時我們糾正他。
   - 有時我們忽視他的遵從情形。
   - 有時我們反應過度或發脾氣。

當學生有很多方面的問題時，很容易反應並試著糾正他所做的每件事，但這可能造成持續不和諧的狀態。挑選你的戰場，選擇一些最重要的行為問題來處理，這些都是要放進規則的部分。

遵守這麼多規則對學生不是很難嗎？

事實上，建立規則對學生有利，清楚知道該做什麼比猜測來得容易多了。規則清楚地說明你期待學生如何參與。這些規則提醒學生，幫助他們記住應該要記得的事。視覺規則也非常具有命令性，列印出來的規則深具

威信，比人際互動的約定更具說服力。

　　從學生的觀點來看，生活是複雜的。一些事情永遠可以做，而其他行動則永遠不行。存在這兩極端之間的是一大片「灰色地帶」。中間地帶充滿著「有時候」的生活，有時候你可以做，有時候則不能；有時候你可以擁有某樣東西，有時候又不行；有時候你被糾正或處罰，有時候是一笑置之。實在很難令人理解，但規則讓事情變得簡單些，就是你遵從或不遵從規則而已。

對父母或老師而言，制定一大堆規則難道不覺得棘手嗎？

　　實際上，規則幫助成人更能夠管教學生。規則讓人們清楚什麼行為要注意或糾正，是用來評估學生是否表現良好的指引。

　　這是主管的成人會發生的情況：

- 改變想法。
- 分心。
- 忙於其他的事。
- 忘記自己的要求。
- 更改規則。

> 　　透過清楚傳達學生需要遵守的規則或指引，我們幫助學生更有效地參與活動。建立規則減少他們需要判斷的次數。遵守特定的規則，對學生比較容易，而嘗試詮釋快速改變的社會情境，然後想出回應的方式，對學生比較困難。

　　老實說，我們對規則和期許的執行相當不一致，然後我們覺得挫折，挫折又很容易轉為生氣。缺乏一貫性是人的天性，像我們探討學生需要的一貫性，要明確說明非常困難，規則幫助我們可信賴，澄清許多灰色地帶。

　　發展看得見的規則提供了成人有用的架構。在建立規則的過程中，促使我們思考到底要如何處理行為問題或情境。規則也幫助我們清楚界定可接受和不容許的行為，幫助我們邏輯的思考，因此當行為狀況出現時，我們可以有目的且一貫地處理。運用視覺規則幫助我們言行一致，貫徹到底，避免對情境過度反應。

你如何界定學生成功？

　　從成人的觀點，包括可接受和不可接受兩種狀況，就是學生遵守或不遵守規則。如果學生不遵從規則，視覺工具協助引導他們修正他們的行為。

建立一般性規則：

　　簡單的可從建立一些基本的教室規則開始，這可以一般化，以適用於每個人。試著挑選能廣泛運用在不同情境的一般性規則，例如：

- 坐下。
- 保持安靜。
- 聽老師說話。
- 好好對待朋友。
- 做功課。

　　像這樣的規則可適切地運用於在教室中發生的各種情況。發生在一般教室最常見的行為問題，都能透過下列所述的任一規則糾正。

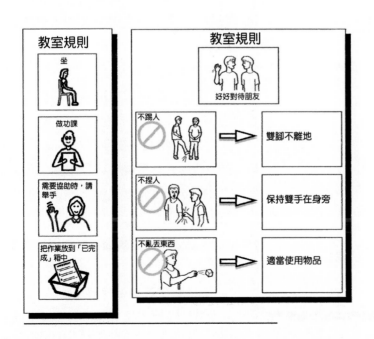

如何使用規則？

1. 將規則張貼在顯而易見的地方

將規則張貼在容易看到的位置，要確認夠大，讓學生從遠處就看得到。

2. 定時溫習規則

每天一開始就溫習規則，要求學生看著規則，指出、標示或任何你設計來讓他們積極參與的方法。視需要經常回頭複習這些規則，讓學生溫故知新。對有些學生而言，在早晨溫習規則就夠了，而有些學生則需要在一整天的每個新活動開始前加以提醒。

3. 運用視覺規則

當學生的行為需矯正時，藉由呈現規則及說明學生需要做的，來傳達正確的行為。

4. 期待地等候

暫停以提供學生所需的時間來修正行為，以符合期許。

5. 需要時給予提示

如果不熟悉規則或學生對規則的理解有疑惑，適度地提示輔助說明，引導他完成任務。

6. 必要時重述規則，耐心等待學生依循

7. 決定接著該做什麼

如果學生不遵守規則，需要決定

教室規則

 保持安靜

 聽老師說話

 做功課

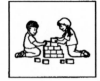 好好地與朋友玩

再等待是否妥當。有可能已到達某一點，學生需要一些提示或引導來達成任務。這階段該怎麼做，視學生最近的行為和你對學生的了解而定。過去的經驗能幫助引導你做決定。

> 　　當學生有問題時，運用視覺規則重新引導他。當問題出現或學生的行為需要修正時，給他看規則，告訴他需要做什麼：
> - 陳述規則上的字：「坐」、「保持安靜」等。
> - 或是說：「規則是＿＿＿＿」。
> - 一些極端的情況（依個別學生或情境），呈現規則且排除口頭訓示可能較有助益。當學生非常沮喪或接受過度外界刺激時，這策略有時相當有效。

個別規則：

　　建立一些一般的教室規則後，下一階段可以針對特定問題建立個別規則。並不是每位學生都需要這樣的規則，視需求而定。針對學生需要糾正的特定行為，學生可能有一項或多項個人規則。

什麼樣的行為你會設定個別規則？

　　想想那些一再出現且需要不斷糾正的行為或行動，並不一定是「壞」行為。有時學生只是需要不斷地提醒，以獲得管理自己的適當方法。

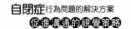

你是否將個別規則的形式，設定如同團體規則？

　　團體規則的設計必須非常一般性，才能廣泛適用各種可能的問題。個別規則非常特定，請想像成雷射光非常明確地瞄準特定目標。

　　當決定個別規則後，最好以正向的方式說明你要學生所做的事。有時說明什麼是不能做的也有幫助。其他的規則可以正面或負面的語彙確實傳達。說明規則很重要，可以讓學生理解並幫助他修正行為。考量這些因素後，問題是什麼應該就很清楚了。

範例：

問題：肯尼是正邁入青春期的青少年，他的生理功能正在發育。他對於身體的需求不經思索，總是癢就抓、有屁就放，還有其他各種令其他學生產生負面印象的行為。自從他的身體開始發育，這樣的情況比以前年幼時看起來更糟。

原因：肯尼尚未學會社交禮儀，他完全無法察覺自己某些行為的社會涵義。

解決方法：讓肯尼學習什麼是社會不能接受的行為非常重要。他需要學習合宜的方式，處理身體需求的場地。規則卡和附加說明訊息的卡片會有幫助。此外，撰寫一些社交故事，幫助肯尼更能了解社交情境，就能幫他做更好的決定。

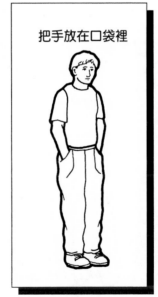

把手放在口袋裡

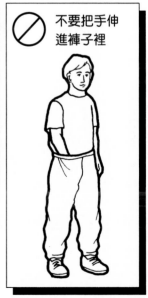

不要把手伸進褲子裡

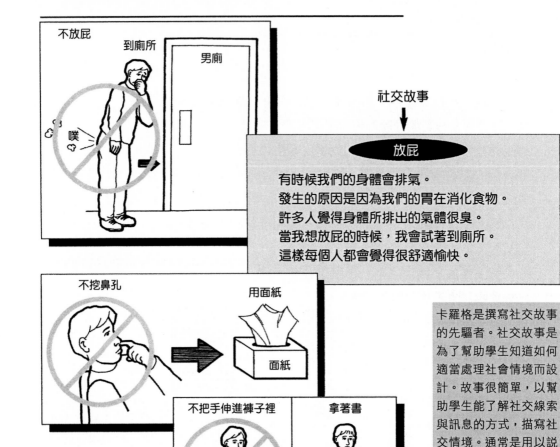

不放屁

到廁所

男廁

噗

社交故事

放屁

有時候我們的身體會排氣。
發生的原因是因為我們的胃在消化食物。
許多人覺得身體所排出的氣體很臭。
當我想放屁的時候，我會試著到廁所。
這樣每個人都會覺得很舒適愉快。

不挖鼻孔

用面紙

面紙

不把手伸進褲子裡

拿著書

卡羅格是撰寫社交故事的先驅者。社交故事是為了幫助學生知道如何適當處理社會情境而設計。故事很簡單，以幫助學生能了解社交線索與訊息的方式，描寫社交情境。通常是用以說明非常特定的個人問題或需求而寫的。在許多案例中，已顯示實驗技巧能改善學生應對特定狀況。對於增加適當行為和減少不當行為，這是值得考慮的有用技巧。

制定規則與行為指南：

　　你如何建立規則表或行為指南，決定學生能理解與
修正多少行為。以下有幾個要點供參考：

1. 從學生的角度看情境

　　納入學生認為有意義的訊息，這些訊息可能與成人
一般所選的不同。

2. 特定化

　　這些學生不了解暗示或模糊的建議，告訴他們確實
應該做什麼。

3. 只涵蓋最重要的訊息

　　很容易加入太多東西。如果訊息太多，學生無法專
注或理解。

4. 讓工具有條理且連貫

　　這不是講求華麗或藝術感的時候，記得要合乎學生
的邏輯。

5. 不要害怕嘗試，看看哪個版本或設計最適合那情況

　　有時，我們從不斷嘗試錯誤中學到哪個效果最好。看看這些普遍相似問題的變化，哪種版本行得通？或沒什麼差別。但對其他學生而言，也許這個設計比另一個好。

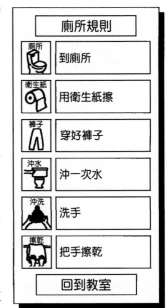

廁所規則	
廁所	到廁所
衛生紙	用衛生紙擦
褲子	穿好褲子
沖水	沖一次水
沖洗	洗手
擦乾	把手擦乾
回到教室	

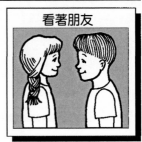

看著朋友

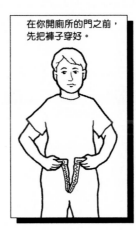

在你開廁所的門之前，
先把褲子穿好。

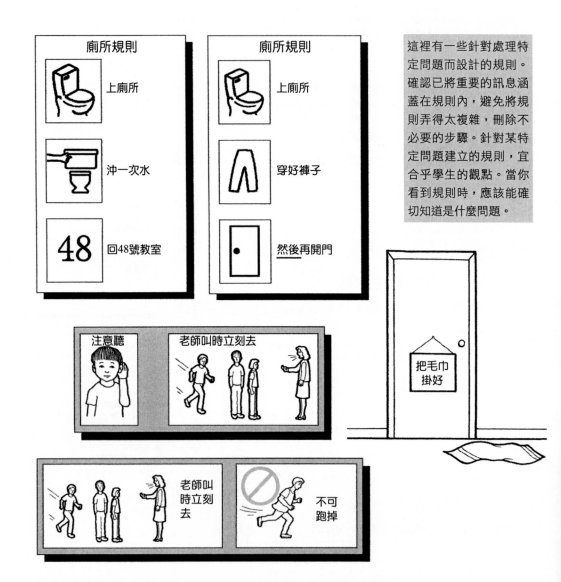

這裡有一些針對處理特定問題而設計的規則。確認已將重要的訊息涵蓋在規則內，避免將規則弄得太複雜，刪除不必要的步驟。針對某特定問題建立的規則，宜合乎學生的觀點。當你看到規則時，應該能確切知道是什麼問題。

對大多數的學生而言，這些設計都
可行。有些學生對某樣設計，可能
比其他學生回應更好。

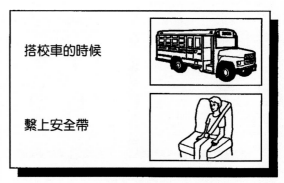

搭校車的時候

繫上安全帶

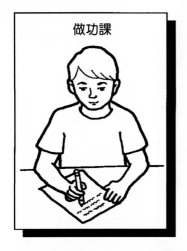

做功課

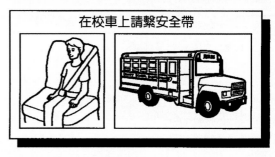

在校車上請繫安全帶

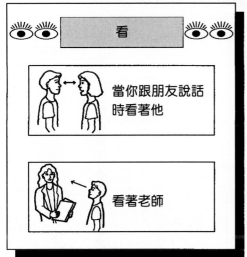

看

當你跟朋友說話
時看著他

看著老師

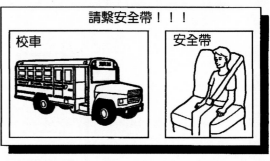

請繫安全帶！！！

校車

安全帶

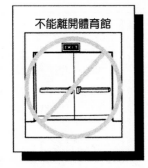

不能離開體育館

注意聽老師說話

這問題是，有位學生跑去找他喜愛的書和錄影帶。當從教室到體育館時，他快速消失。哪一樣設計對他最有幫助呢？也許需要嘗試一種以上的設計。

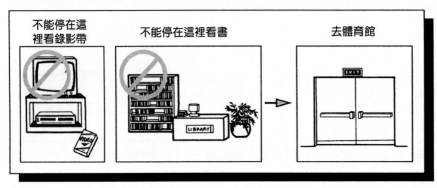

不能停在這裡看錄影帶

不能停在這裡看書

去體育館

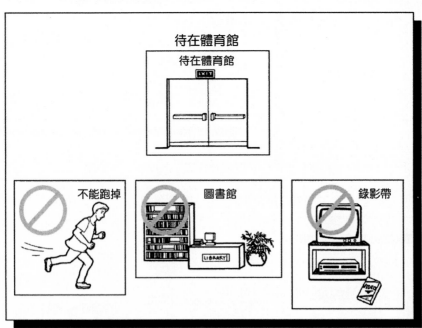

待在體育館

待在體育館

不能跑掉

圖書館

錄影帶

更多的範例：

當你觀察設計良好的規則和行為指南時，應該可以很清楚地知道問題是什麼。看看這些例子：

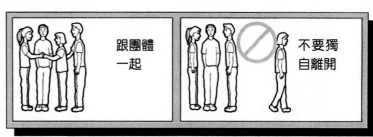

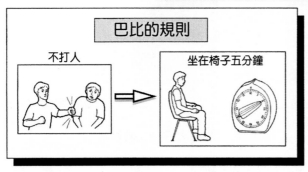

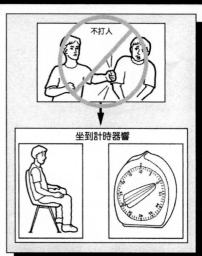

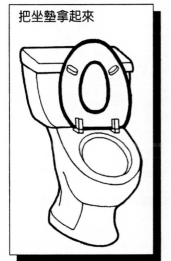

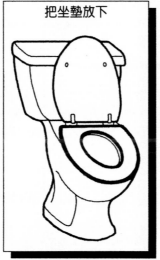

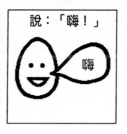

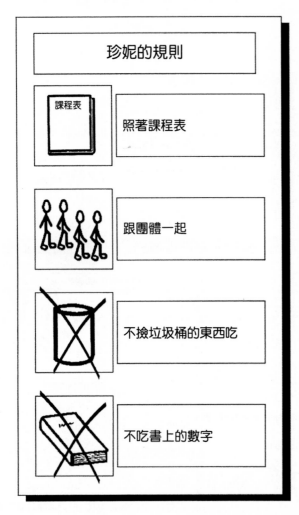

珍妮的規則

課程表	照著課程表
	跟團體一起
	不撿垃圾桶的東西吃
	不吃書上的數字

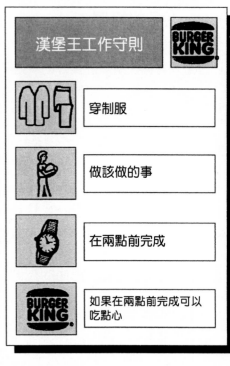

漢堡王工作守則 BURGER KING

	穿制服
	做該做的事
	在兩點前完成
BURGER KING	如果在兩點前完成可以吃點心

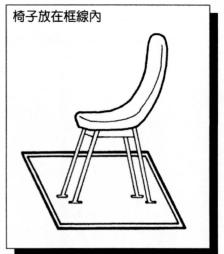

椅子放在框線內

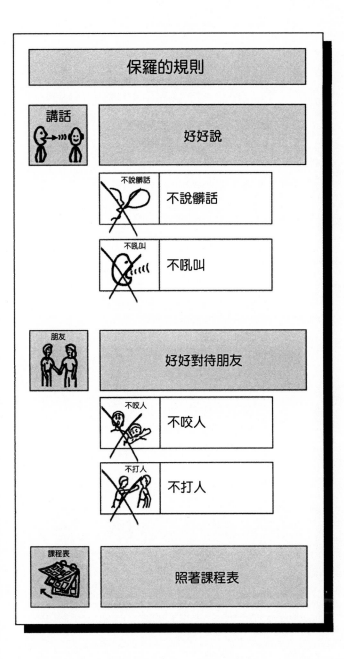

重點：

視覺規則幫助學生：

- 界定該做什麼。
- 明確傳達什麼不可以做。
- 提醒學生如何掌控自己。
- 幫助學生知道什麼是被期待的行為。

發展視覺規則幫助成人：

- 澄清哪些行為是關心的重點。
- 特別傳達什麼是學生該做或不該做的。
- 幫助成人關注在糾正目標行為，而不是企圖對付學生所做的每件事。

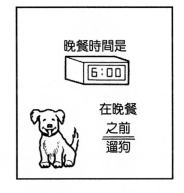

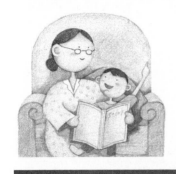

第十章 運用視覺工具提升語言技巧

當學生開始發展語言，他們的行為很可能在變得更好之前，實際反而變得更糟。剛開始出現語言，可能造成學生和父母或老師備感挫折。

許多自閉症學生沒有發展口語，明確的百分比隨著被診斷為高功能學生數量的增加而波動。許多行為問題可能跟學生的表達能力有關。重要的是要記住，只是口語不代表學生可以成為有效的溝通者，需要綜合各種不同的技巧產生有意義的溝通。不論學生是否發展口語表達，有效的溝通是最基本的目標。對已發展口語能力的學生，教導可增進實際人際溝通的語彙很重要。

把學習語言想像成學習其他技巧，例如：操作電腦。有些人一坐下來就開始敲打鍵盤，他們似乎自然而然就知道怎麼操作。另一些人則需要他人協助找到按鍵來啟動電腦。

什麼？為什麼發展語言會引起行為問題？這聽來不合理。

有位媽媽這麼說：「過去我以為，只要我兒子能說，所有的事情就不再是問題了。現在，他開始說了，我卻發現問題並沒有消失。」

她意識到，她的兒子剛開始學說話，並不表示他可以成功地使用語言溝通，獲得他想要的東西。這就是行為問題的癥結所在。

我還是無法理解說話如何造成行為問題。

如果學生無法運用語言成功達到他的企圖，他們便訴諸過去有效的行為。當語言無效，他們會使用任何有效的方法（從他們的觀點）。

我們需要記住語言發展是一個過程，學生需要學習非常多的語彙，也要學習如何使用這些語彙，學習使用的過程可能是一條顛簸的路途。一般正在發展的孩子似乎能自然地學會語彙，然後自然而然地知道在人際互動時如何使用，滿足他們的慾望和需求。我們的方案對象就無法做到這樣，他們時常需要被特別確切教導該做什麼以及該怎麼做。

- 有些學生學到的每個字都需要教導。
- 另一群學生需要特別訓練，讓他們的「語言機器」啟動，一旦啟動了，他們將開始在周遭環境中學習更多的語言。
- 有些學生出現與正常學生類似的語言發展形式，

但必須再觀察他們所知的以及如何使用所知的語
言二者之間的差異。

這群學生可能需要協助學習如何使用語言替代較不
討人喜歡的行為，他們需要學習挑選符合生活情境的適
當語言。知道要教導什麼語言技巧會造成如何改善行為
問題的差異。讓我們進一步探討吧！

◉ 發展新興的語言技巧

當學生開始出現語言發展時，決定應該教導什麼語
彙將會是個挑戰。觀察他們的行為，幫助我們確認有助
於他們學習更多語言的情境。目標是選擇對學生有意義
的語言，教導他們與他人互動的能力。

我正為學生尋找可遵循的優良語言課程。

要小心評估。許多課程非常重視說話能力及口語導
向。語言課程常會列出學術導向的語彙，訓練方案普遍
從顏色、數字、農場動物及其他一般學齡前的語彙開始。
雖然那些都是學習很棒的語彙，但不能幫助學生掌控情
境以滿足他們的慾望和需求。他們沒有教導必要的溝通
技巧以取代學生的行為，因此，學生就繼續使用所蒐集
的不當行為，試著支配人們或環境。教導他們較多樣、
為人所接受且有效的方法達到相同的目標是重要的起點。
那些課程中所教的語彙對此可能幫不上忙。

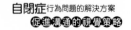

命名圖片是普遍的早期語言學習活動。當孩子開始發展語言能力時，我們花很多時間跟他們一起看著故事書上物品、圖片命名。當孩子學會新的單字時，接著他們就可以使用那個語彙應用在各種目的（功能），例如：學了鞋子這個語彙後，最後他們發展出運用這個字的能力來要求（請幫我繫鞋帶。），或是提問題（我的鞋子在哪裡？），或做評論（看看那雙可笑的鞋子！），或表達抗議（我不想穿鞋子！）。

同樣的教導技巧也經常使用於教導溝通障礙的學生，但其中有些學生的學習方式是不同的，尤其是那些自閉症學生，在學習命名圖片後，他們並不能輕易地類推那些語彙至不同的功能或目的，例如：他們可以命名香蕉或錄影帶的圖片，但是他們可能無法使用那些語彙跟你要求那些東西。即使他們能夠命名鞋子的圖片，卻並不表示他們有能力請你幫他們繫鞋帶。這些學生似乎在真實情境學習語言的效果比較好。與其只是命名圖片，不如讓他們在真實情境中學習使用這些語彙。當學生在真實生活有需求時，嘗試抓住這機會教導語言。

選擇語彙：

- 幫助學生滿足他們的慾望和需求。
- 讓學生能夠練習掌控一些生活情境。
- 給予強烈的人際回應。
- 幫助學生參與生活的例行事務和活動。

選一些經常出現的語彙，那麼學生就可以不斷地練習。當學生有很多機會使用這些語彙時，他們將更快地學會這些語彙。他們會使用這些對他們有利且有意義的語彙。

◎ 選擇語彙教導學生

你可以更明確一點嗎？你建議教導哪類語彙呢？

開始想想學生的需求種類，想一想他們的行為試圖表達什麼想法。學生經常在試圖滿足需求時遇到困難，他們溝通的主要意圖可能是請求或抗議。

下列是教導有效初期溝通的一些建議，但不是依重要順序列出來，有許多不同的語彙可以傳達這些想法。考慮教導能夠傳達這些需求的語言，這些未必是學生使用的確切語彙，但可能是學生需要傳達的概念。

要求：
- 注意我／看著我
- 要求食物
- 要求物品／玩具／人／活動
- 我要＿＿＿＿＿
- 幫忙
- 洗手間／便盆
- 我想要做＿＿＿＿＿

抗議：
- 不
- 我不要這個
- 不要吵我／請離開
- 我要逃開／離開
- 這是我的

如果你關心學生的行為，而他沒有有效的語言技巧可以滿足他的慾望和需求，請不要浪費時間教他指認動物園的動物！

社交互動：

- 嗨／再見
- 看看這個
- 看看那個
- 喔！
- 喔！不！
- 我做完了／全做完了
- 全沒了
- 換我了／換你了
- 我們一起玩
- 我愛你

與生活和學校例行事務相關的語彙：

- 課程表的語彙
- 去的地點
- 在我生活中的人
- 歌曲和活動的語彙
- 我喜愛的東西／活動
- 我想要的
- 我的感覺

◎ 更多選擇語彙的想法

那些是對年幼孩子很有幫助的語彙，對於較年長的學生或比較會說的孩子呢？

首先，不要因為學生說得比較多，就被矇騙了。即使他們說了很多語彙或句子，不表示他們真的能夠表達這類型的想法和語彙。確認他們能有效地表達這類型的需求；然後，當教導更多語彙時，要針對學生個別化。提議下列方向：

- 關注能取代無法讓人接受之行為的語彙。
- 建立與學生生活常規相關的語彙。
- 教導可以幫助表達慾望和需求的語彙。
- 教導可以幫助更有效參與社交互動的溝通技巧。
- 教導學生有興趣事物的相關語彙。

挑選語彙的重點是記得大方向，這就能知道需求的優先順序。人們經常開始為孩子擴充語彙，卻是教導這樣的語彙：

- 不具社交互動之功能性目的。
- 不常出現在孩子生活當中。
- 太過特殊或過於一般性，而不實用。

> 引人深思的事：如果學生只學習表達十件事，那應該是什麼事？

教導語彙時，還有其他需要考量的嗎？

有的。還有一個重點與我們所關心的行為問題高度相關。當學生不斷發展語言能力，並且運用來表達他們

的慾望和需求時，我們假設他們所說的語彙能真正地表達意圖。這就是亮警訊燈的地方！不要就此假設他們說出來的話就是他們嘗試表達的正確字眼，這是很重要的點。

這些學生有很多遭遇回想語彙、記憶和組織思緒的問題。有時候他們使用背誦的一整句，卻不夠明確表達真正想要的。他們的經驗就像你閉著眼在抽屜裡找襪子，你找出一些可以穿的襪子，卻不是你想要的顏色或樣式。就此觀點來看，輪到學生說話時，他們可以找出語彙，卻無法正確地找到最適切的字眼。幸好，透過練習可以有所幫助。

當這些學生感到挫折、苦惱或事情發展不如其意時，他們確實會崩潰。諷刺的是，當生氣或非常緊張時，少數學生突然變得非常會說話，使用語言也異常地流暢。其他許多學生在緊張的時候，則是嚴重得難以思考和找出他們需要的語彙。

- 在表達自己的壓力時刻，他們可能遭受更多困難。
- 他們知道或能夠說出的語彙，可能不是他真正想要的。
- 他們說的話無法表達真正的意思。
- 他們可能要求某一熟悉的東西，當得到的不是他們真正想要的，他們變得更難過，因為得不到他們想要的東西。

在這些挑戰性的時刻，他們挑擇的語彙並不切合他們的需求。他們外顯的意圖並不吻合內在真正的意圖。你可以想像這樣的情況會引發什麼問題了！

如何幫助學生更精確地發展語言技巧？

　　首先，當問題發生時，你必須辨識問題所在。學習更注意聽他們講話，這裡有一些方法：

1. 辨別學生使用卻無法完全傳達他的想法的語彙。
2. 不能只聽學生所講的語彙，還要聽出那些語彙的潛在涵義，注意整個情境的來龍去脈。
3. 觀察學生非口語溝通，幫助詮釋他的意圖。

　　焦點應該是教導溝通，而不只是口語而已。教導他利用視覺工具輔助溝通企圖，視覺輔助幫助組織他的思緒，使他的口語更精確，而清楚傳達他所要的意圖。

◉ 教導溝通……不「只是說話」

　　焦點應該是教導如何溝通，而不只是說話而已。記得教導學生運用綜合的方式，將他的想法表達出來。教導學生如何利用有效的動作表達方法，幫助傳達他們的企圖，這樣可以使他們變得更能與人互動，比較容易達到他們的目的。當教導學生溝通時，記得要教導他們綜合的技巧。即使他們能說，也要強調運用不同的非口語策略來幫助溝通。也就是：

1. 利用圖片輔助他的溝通。
2. 在說「不」的時候，搖搖頭利用動作把東西推開。
3. 在請求「協助」時，握著東西。
4. 在提出「要求」時，可以指著一個字或把字寫下來。
5. 走近一個人，握著他的手，把他拉到你提出要求

的地方。

6. 運用各種不同的動作表達。

7. 運用肢體語言。

8. 靠近某人（接近那人）。

9. 從某人身邊走開。

10. 以手指物。

11. 展示物品或者示範動作。

12. 展示圖片。

13. 運用書面文字幫助分享訊息。

範例：

問題：拜倫拚命地要打開他的熱水瓶。有時候他可以自己打開，有時候不行。當他有困難時，就立刻尖叫並扭動身體。

莎曼達正學習上廁所，但是她沒辦法拉上牛仔褲的拉鍊和扣上鈕子，於是她讓褲子掉到膝蓋，走回到教室。

當另一位學生靠近丹尼最喜歡的電動玩具時，丹尼就打他。

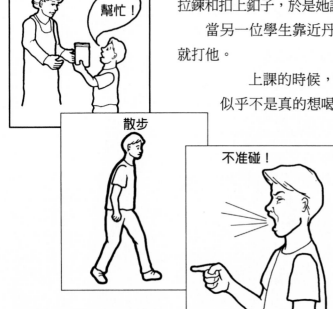

上課的時候，喬要求去喝水很多次，但是他似乎不是真的想喝水。他只是站在飲水機旁邊很長一段時間，並且在走廊上四處走動。

每當有人問麥特：「你要什麼？」他總是回答：「果汁。」如果你嘗試給他果汁，他就哭了起來。然後，當他看到其他可選擇的

東西時，會換成不同的選擇。

原因：這些學生不知道或不能使用合適的語彙，幫助自己處理在意的事。

解決方法：教導他們有助於情境的有效語彙。拜倫需要請求幫忙，莎曼達也需要協助。如果丹尼可以告訴其他人離他的電動玩具遠一點，他就不覺得受到威脅。也許喬需要學習要求休息或散步的方法，這其中的選項比較能滿足喬的需求。麥特如果可以看菜單，說更多的選項，應該會感到比較滿足。

教導學生當時所需的語彙……在真實的情境中。藉著模仿，並利用視覺工具幫助學生記得怎麼說。

問題：當人們跟泰德打招呼時，他都沒回應。

原因：泰德不知道該說些什麼。

解決方法：提供泰德一些建議，給他機會練習。

自閉症學生常被說是不太會類推。他們難以把某一情境學來的技巧轉換到不同的情境。當在真實情境的對話中教導功能性語彙時，類推的問題就減少了。嘗試利用機會，最理想的是留意學生並預期他的需求。於是你就能在他要出現負面行為前，教導這些語彙。

打招呼時說的話

1. 嗨！

2. 你好嗎？

3. 發生什麼事？

4. 最近如何？

5. 擊個掌吧！（用手問候）

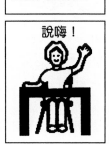

當有人進教室，

說嗨！

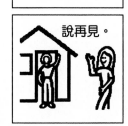

當有人離開時，

說再見。

問題：羅恩知道怎麼說，但在壓力的情境下，他變得驚慌，得花很長的時間想，或者根本就忘記該說什麼。他記不得要說什麼，最後變成重複一堆別人所說的話，而無法達到他的目的。

原因：羅恩花很長的時間準備該怎麼說。對他而言，注意並搜尋他真正想要的或需要的字眼很困難。他的腦袋功能就是這樣運作。

解決方法：如果羅恩可以看著一些東西幫助記得，他就能說得快一點，並且記住他需要說什麼。提示卡可以幫助他在壓力的情境下，更流暢地使用語言。

訂一個大披薩
辣味香腸
火腿
青椒

說 → 我不知道

說 → 我不想玩

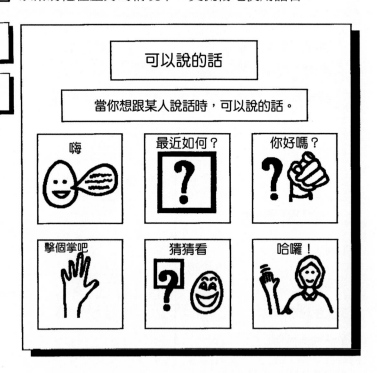

可以說的話

當你想跟某人說話時，可以說的話。

嗨	最近如何？	你好嗎？
擊個掌吧	猜猜看	哈囉！

問題：當有人問吉娜問題時，她看起來很專心，但總是很快地回答：「我不知道。」即使她知道正確答案也不回答。

原因：吉娜已經養成了搶先回答的習慣，她回應得太快，以致無法有足夠的時間找出答案。

解決方法：當吉娜在思考答案時，需要改講別的話來取代「我不知道」，讓對話情境得以繼續。提供她一份選擇清單，幫助她選擇更適切的回應。之後，在對話中，她可以加入更多不同的回應方式。

重點：我們需要教導有助於學生掌控情境的語彙。

如果語言表達比行為更有用，學生會使用語言表達取代行為表現來滿足需求。

教導語彙與適切地表達行為很重要，這將取代不合宜的行為。

取代「我不知道」，可以說：
1. 我不記得。
2. 我還沒有想到。
3. 我不確定。
4. 我需要時間想一想。
5. 這個問題我需要幫忙。
6. 我不大想討論這問題。
7. 是的。
8. 不。
9. 我不知道答案。

◉ 溝通感覺

教育工作者和父母最普遍的期望之一是讓學生「學習溝通他們的感受」，期待學生如果能說出更多他們的感受，就會大大地減少不當的行為。如果他們可以告訴我們他們的感覺，我們就不需要猜那麼多。不幸地，教導這些技巧比想像中還要複雜。即使是成人，都可能難以表達他們的情緒和不舒服的感覺，這就是為什麼我們的社會有許多的諮商員和支持團體，甚至有名的談話性廣播節目，都是為了幫助人們學習而設計的。

這是個複雜的議題，但答案卻含糊不清。這裡的目標是探討與本書「行為、溝通及視覺策略」主題相關的溝通表達部分。

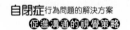

為什麼溝通感覺這麼困難？

描述感覺是非常抽象的活動。對許多人而言，掌握能力溝通這些抽象的想法也很困難，並不只是這些有社交與溝通障礙的學生。

這不就是自閉症學生障礙的部分？

是的，這就是這些學生主要缺陷的部分。有些學生比其他人更有能力表達感覺和情緒。然而，就自閉症的定義而言，這是他們全都需要接受挑戰的領域。成功的社會化有賴發展一些這個領域有效的技巧。

哪些是需要教導的重要技巧？

人們想要教導感覺的主要原因是因為期待它能幫助修正行為狀況。當學生心情煩悶時，能夠知道原因很好，我們就可以幫助他們。同樣地，當學生生病或疲倦時，能知道導致不舒服的原因也會讓人安心。人們假設如果學生可以把他的感覺告訴你，對事情較有幫助。他們期待能夠指認某一心理狀態，例如：「我很失望」或是「我很無聊」……等就可以解決問題。不過，這不太可能！

教導學生最好的技巧是能幫助他們較會處理生活中的情緒事件，這表示我們要從教導很明確的問題和情境的技巧開始。其實，能夠把心理狀態歸類並不比教導溝通技巧來得重要，因為可以：

・提供學生適當的方式表達他心裡的感受。

當我們想到情緒，就很容易把焦點放在不好的感覺或負面情境。別忘了，許多的情緒狀態也是正向的。不過，即使正向的情緒狀態也會導致不當的行為。

- 幫助學生掌控挑戰或情緒情境，使他滿足慾望和
需求。

我教導高功能的學生，他們說很多，並具備很多學業技能。那他們呢？

不要被學業表現所矇騙了，閱讀或數學的技能達到某一程度，並不保證能夠成功地表達情緒。事實上，學業表現優異的學生，在這方面可能會面臨更多的麻煩，因為人們對他的預期比他的能力好。重要的是別忘了，學生的學業程度，可能和在高度緊張的社交或情緒性的情境下溝通感覺的能力全然不同。處理電腦複雜問題的能力，並不保證有能力表達抽象的情緒概念。

即使他們可能在一般交談有較多的語言，高功能的學生可能無法在社交或情緒性的情境運用語言有效地表達；特別是在極度情緒化、挫折或壓力的時候。他們可能沒有辦法想到其他時候所使用的語言。無法用口語來處理問題的挫折感，經常導致更嚴重的挫折感或是行為失控。

情感的表達普遍嘗試作出請求或抗議息息相關。指認情緒是一種非常抽象的技巧，表達與情緒連結的請求或抗議被認為更具體。對學生而言，將這些技巧混合在一起，可產生最成功的效果。

表達一般情緒

學生容易表達小範圍的情緒。其中的一些典型如下：

快樂表示我很滿足且生活愉快，可能展現充滿歡樂的笑聲，或在當下的活動出現強烈的興趣。

心煩意亂通常以哀嚎、哭泣或抗議表示。當我得不到我要的、感到不舒服，或當任何事物不符合我期待時，就會出現。

發狂表示極端的抗議。誇張的大哭或其他肢體動作的表達，例如：舞動雙手雙腳——通稱為鬧脾氣，都是這情緒普遍的表達方式。肢體攻擊則是另一極端的抗議方式。

害怕是遭遇不熟悉，或者預期負面事情的表達，可能以哭泣或抗議表現，是逃避或產生慰藉的一種方式。

痛苦或**生病**可能是身體不適，從輕微的碰撞或尿布濕了，到牙痛、發燒或骨折。痛苦或生病可能會以一連串反應來表達，從尋求慰藉、哀嚎、哭泣到大發脾氣或肢體攻擊。

疲累是學生經常對抗的一種狀況。疲累能全然地改變他們處理情境的能力，這在他們不累的時候，根本不是問題。疲累時，普遍的反應是心煩意亂或發狂，表現方式如上述。

飢餓是常常一再出現的需求。要如何溝通在孩子之間的變化很大。

考慮孩子有一張選擇清單來表達自己。嬰兒溝通的方法有限，他們的清單上能選擇的項目也相對受限。當孩子長大，他們增加許多不同反應的溝通能力，而逐漸

增加清單選項。

　　當情況出現需要情緒的回應時，孩子就到他的選擇清單上，選一項回應，如果你意識到在有限的清單上，大多數的選項是哭泣或抗議，這就更清楚為什麼學生不斷地以負面的方式回應狀況。因此，明顯的目標就是增加學生清單上的選項。

◎ 挑選語彙

你真正的建議是增加學生的語彙，你如何理解該教哪些語彙？

　　自閉症的部分障礙是難以閱讀和理解社交線索，因為這是這些學生挑戰的領域。就停留在這基礎上，除非你教導的學生有豐富的語言能力，且理解力強，要不然最好是鎖定在那些合宜的一般性語彙，例如：快樂、難過、抓狂、害怕。加入描述最普遍需求的語彙，例如：飢餓、疲倦、生病。如果那些特定的語彙不符你的需求，選擇傳達一般性狀況的相似語彙。雖然那不是非常複雜的清單，但那些語彙適用於大部分學生面臨的情境。

　　持續教導少量語彙，讓學生學習有能力使用，這比教導大量不同語彙而造成的混淆來得好。別忘了，需要很高的社交互動理解力，才能辨識感受間的差異，例如：厭惡、羞愧或困惑。

◉ 溝通情緒

教導學生溝通他們的感覺或需求最好的方法是什麼？

抓住時機。在真實情境中，教導他們需要學習的語彙。

常見的教學技巧是讓學生指認臉部不同情緒的圖卡。這類活動的問題是學生可能學會指認圖卡，但不懂得如何在真實生活中表達情緒。學習指認圖卡無法確定當他面對有人表達情緒時，是否知道該怎麼辦或如何回應。指認的活動不能教他如何處理自己的情緒問題。

- 如果學生以行為表達他的情緒，運用語彙和圖片告訴他所經驗的。
- 引導他知道要溝通什麼。
- 示範他如何提出對問題有所幫助的要求或抗議。

指認情緒的狀態只是解決問題的一小部分，處理情緒狀況最重要的部分是採取某種行動，嘗試改變情況。提出要求、表達抗議或選擇不同的方法，都是緩和那些情緒狀況成功的方法。

範例：

情境：川德一直將他的功課推開，常見他滑下椅子，坐到地板上。每一次老師要求他坐回椅子，他就拍著地板大聲說「不」。他繼續大吼大叫著：「我不必做功課！」、「功課很無聊！」之類的話。老師注意到川德的黑眼圈，猜測他不是身體不舒服就是累了。

原因：老師不確定她的假設。有時候無法很清楚學生為什麼有困難。如果我們不知道，就必須猜測問題為何。我們就需要像福爾摩斯一樣開始調查。老師問川德

一些問題以獲得的更多訊息：「你覺得不舒服嗎？」、
「你累了嗎？」她得到的答案無法清楚地表明這問題。
然後老師拿出圖片，開始問一些更具體的問題：「你哪
裡覺得不舒服？是腳痛嗎？或是肚子痛嗎？」、「你想
睡覺嗎？」當她問到有關睡覺的問題時，川德接話了。
他開始說一些與床有關的事情。

　　解決方法：當老師清楚明白了川德的需求，她做了
三件重要的事。

　　她告訴川德他的感覺是：「川德累了。」、「川德
想睡覺。」老師利用圖片，鼓勵川德告訴她：他累了，
很想睡覺。

　　接著，她給他一些選擇：「你可以把頭趴在桌上休
息，或者坐在休息椅上。」

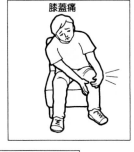

膝蓋痛

　　這件事過後，老師再走過去跟川德討論。她再度利
用圖卡跟川德討論，很累時怎麼辦？他選擇了休息椅，
現在他感覺很好，可以做功課了。她甚至把這件事寫成
故事形式。

　　即使川德無法
說，老師之後還是可
以用相同的步驟告訴
他之前的感覺，讓他
做選擇和回顧情境。
在這些對話中，視覺
工具是中心。

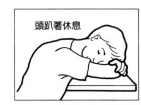

頭趴著休息

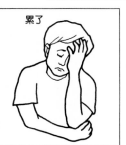

累了

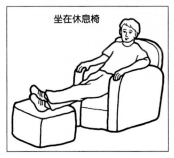

坐在休息椅

問題：凱西一直在哀嚎。他開始靠過來咬人、撞頭及其他一些已經多年不再出現的行為。凱西不會說，所以他無法告訴任何人，他的問題是什麼。

原因：這是另一種狀況，沒有人能確定為什麼凱西有問題。小心觀察後發現，凱西不斷地揉耳朵，於是假設凱西耳朵痛。

有許多種不同的慣用語用於形容孩子不舒服的感覺，選一個你認為對學生最有幫助的語彙，寫在圖卡上。試著寫下他能說的語彙。

解決方法：解決方法中最重要的部分是尋求醫療處置。醫生確認是耳朵發炎。一旦情況確認，媽媽使用語彙和圖片告訴凱西，他的問題是什麼，然後幫助凱西運用圖片，告訴爸爸他的耳朵痛。她鼓勵凱西告訴當天出現在他生活中的每一個人。有時候你不知道問題是什麼，但是當你確定後，要將之變成機會教育。

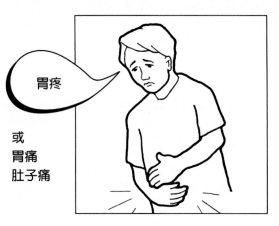

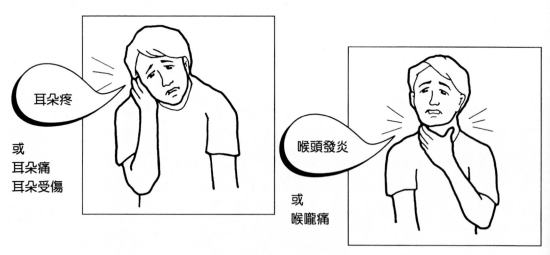

問題：岱倫最喜愛的哥哥從軍去了。哥哥離開家後，他漫無目的地走來走去和哭泣，每天還會詢問有關哥哥的事情。

原因：岱倫想念他的哥哥。

解決方法：這是教導更多溝通表達的好機會。岱倫因為想念哥哥而難過，告訴他感覺「難過」的語彙與圖片。語言技巧很好的學生會表達他們的感覺，但是岱倫不知道如何表達。談一談有助於舒緩這情緒。寫下來，以後你還可以再談一談。

確立假設與教導語彙：

有些時候你不知道問題或需求是什麼，有時候你可以檢視一下那情況，例如：學校護士會確認學生是否發燒。打電話到學生家裡，可能顯示有關他的健康訊息或疲倦的狀況。即使在研究，有時你還是要猜……你最專業的猜測。然後，給學生一些配合猜測的選擇。當你的猜測似乎正確時，記得視為機會加以利用，以教導更多語彙。

對學生而言，在真實的情境中，教導語彙是最有意義的。嘗試盡可能抓住你碰到的機會，並利用視覺呈現與正確的語彙與真實的情境連結。理想地，在狀況開始時，與學生談他的感覺。有時候你可以這樣做，但如果他真的非常沮喪，你可能無法從他那裡聽到太多話。這就是為什麼在事情結束後，將事情複述一遍如此重要。

重點：

- 不論學生的語言發展程度，他可能無法在有壓力或高度情緒化的情況下，好好表達自己。

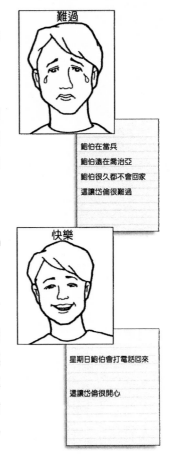

難過

鮑伯在當兵
鮑伯遠在喬治亞
鮑伯很久都不會回家
這讓岱倫很難過

快樂

星期日鮑伯會打電話回來

這讓岱倫很開心

- 視覺策略幫助學生更有效地溝通情緒。
- 考慮這挑戰，還是有許多學生學到能表達一系列情緒狀態及考量他人感受的技巧。

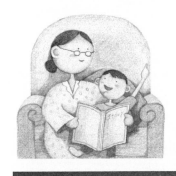

第十一章　輔助自我管理的工具

當學生年紀較小的時候，成人提供其生活架構和常規是必要的，成人也協助學生處理所遭遇的行為問題。長期的目標是使學生獲得獨立管理自己的能力，這表示得學習如何以合理的方式掌控自己的行為，同時合宜地管理自己的時間和個人的生活常規。視覺工具提供了絕佳的輔助以達到這些目標。

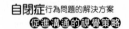

◎ 教導自律的技巧

學生仰賴我告訴他們,有問題時該怎麼辦。他們永遠需要外界的指引嗎?

學生很容易仰賴我們告訴他們要做什麼。我們教導他們跟隨我們的指示,但是我們可能沒有教導他們做選擇和決定來幫助自己。如果我們教導他們監測自己的行為和需求,他們會因此而受益。很重要的目標是教導學生為自己做決定。許多學生能夠學會一些有用的技巧。

你怎麼教導他們監測自己?這不是很困難嗎?

對很多人而言,這是困難的技巧,而不只是這些有特殊需求的學生。當人們困擾或難過時,很自然地會對引起這些問題的對象有所反應。中斷情緒化反應是必要的,並且決定改變,以不同的方式回應那情境。這對有行為和表達障礙的學生而言,非常混亂。在最好的情況下,他們仍然遭遇做決定和表達需求的困難。更何況在壓力的情境下去做,幾乎是不可能了。

你建議教導些什麼?

教導學生一種可以應付任何可能遇到問題的技巧,那是不可能的事。一般來說,學生可以藉由以下這些情

況獲益：

- 幫助他們辨識自己當下的困難或需求。
- 提供他們獨自做不同決定的機會。
- 當他們冷靜或準備好做點不同事情時，教導他們做決定。

你怎麼做呢？你如何教導學生處理自己的問題？

別忘了，這些學生從學習例行事務獲益。因為他們從視覺線索和提示獲得幫助，所以利用視覺輔助提供學生提示和教導一些例行事務是合邏輯的解決方法。這個建議不能解決所有的問題，但這是幫助學生更獨立掌控自己的開始。記住，如果他們愈不需要別人告訴他們要做些什麼，他們就愈接近成功。這裡有一些例子。

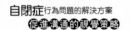
範例：

問題：卡洛斯對於吵鬧聲很敏感。當他覺得教室變得太吵的時候，他就感到不舒服。當教室的聲音不斷地提高時，卡洛斯就開始哭泣、咬手腕或打其他的學生。他不知道可以做些什麼來處理這情況。

原因：卡洛斯以他知道的唯一方法反應，他不知道如何改變環境。

解決方法：卡洛斯需要學習如何在那些不舒服的時刻，以不同的方式管理自己。老師幫助他學習一些可以表達那問題的語言，製作溝通工具來提示適用於那情境的語言。此外，當他失控時，老師給他幾個替代的方案供選擇。開始的時候，她需要給卡洛斯看那些選項，幫助他選一個。當卡洛斯學習到可以選不同的方案之後，每當他受干擾時，他就開始在這些方案中做選擇。

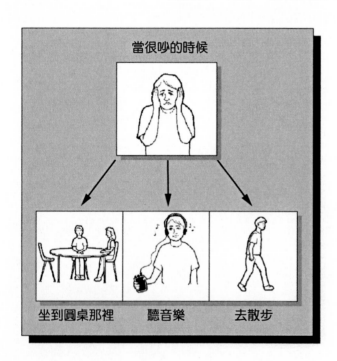

當很吵的時候

坐到圓桌那裡　　聽音樂　　去散步

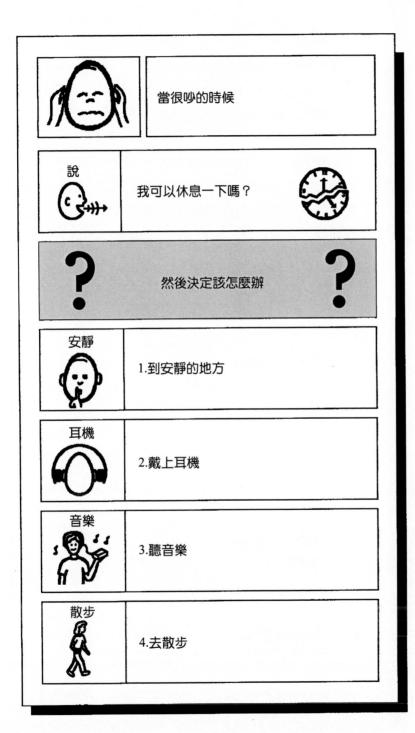

	當很吵的時候
說	我可以休息一下嗎？
？　？	然後決定該怎麼辦
安靜	1.到安靜的地方
耳機	2.戴上耳機
音樂	3.聽音樂
散步	4.去散步

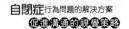

問題：鮑伯無法管理沒有規劃的時間。他心不在焉、拍打手臂，並且開始走過來又走過去。然後他試著跟狗玩，但是他都做一些讓狗狂吠的事。

原因：鮑伯需要很多的結構。他似乎不記得有哪些選擇方案，難以選擇適切的活動跟狗一起做。

解決方法：教導鮑伯做選擇。給他一點提示，他才能選比較適合跟狗一起做的活動。選擇清單對鮑伯在一整天的不同時刻會有所幫助。當他沒事做的時候，教他在清單上選某一樣。長期的目標是讓鮑伯可以獨自選出清單上的選項。

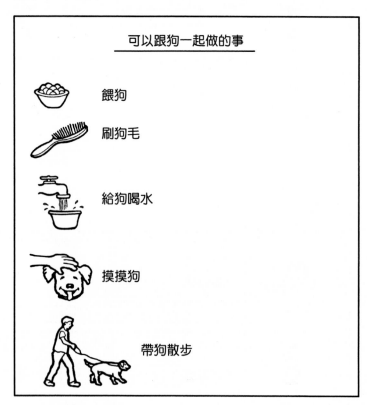

可以跟狗一起做的事

餵狗

刷狗毛

給狗喝水

摸摸狗

帶狗散步

　　問題：許多學生因為無數的理由難過。一旦他們感到難過，如果沒有成人監測他們的行為，實在很難讓他們冷靜下來。

　　解決方法：利用視覺工具引導學生進入冷靜的程序，將視覺工具視為適當行為的提示。一旦學生知道視覺工具所代表的意義，只需呈現工具，就能夠提醒學生該表現什麼行為。參考以下這些例子。

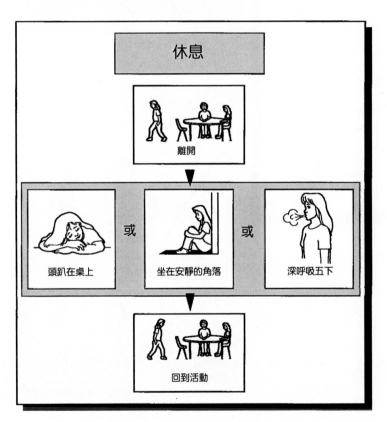

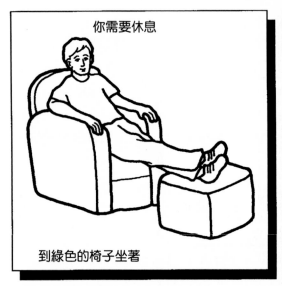

你需要休息

到綠色的椅子坐著

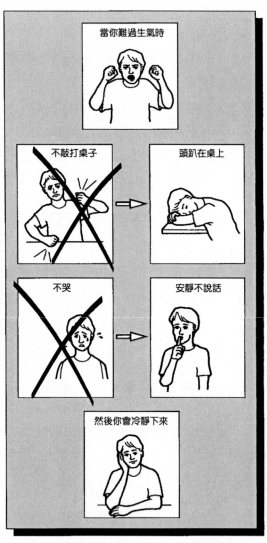

當你難過生氣時

不敲打桌子

頭趴在桌上

不哭

安靜不說話

然後你會冷靜下來

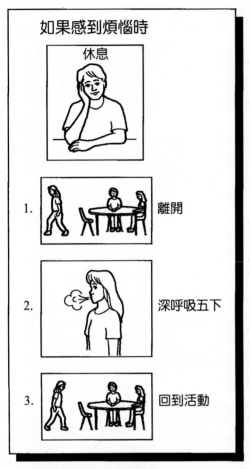

如果感到煩惱時

休息

1. 離開

2. 深呼吸五下

3. 回到活動

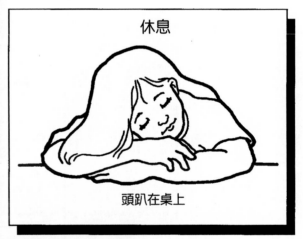

休息

頭趴在桌上

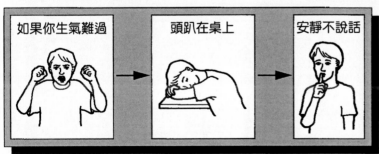

如果你生氣難過 　→　 頭趴在桌上 　→　 安靜不說話

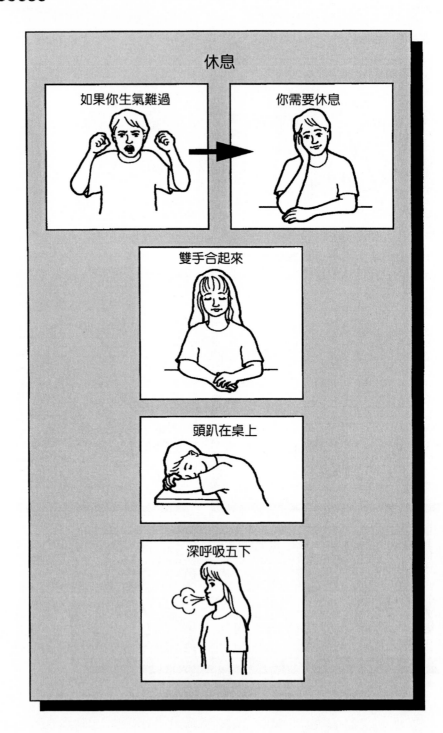

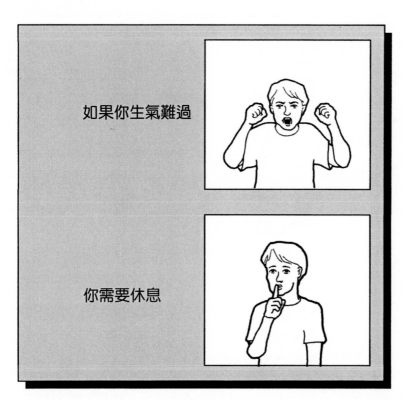

如果你生氣難過

你需要休息

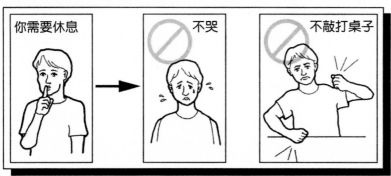

你需要休息　不哭　不敲打桌子

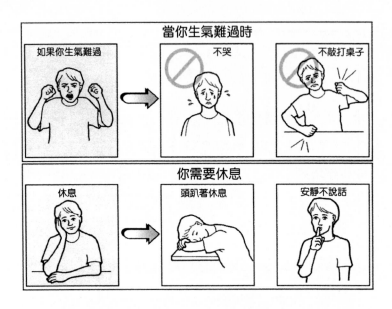

當你生氣難過時

如果你生氣難過 → 不哭　不敲打桌子

你需要休息

休息 → 頭趴著休息　安靜不說話

　　長期目標是教導學生一些策略，幫助他們在困難的情境中適當地自我管理。所以，提供他們一些規則和指引，讓他們在壓力或難過的情況下，可以表現出適切的行為。

　　重點：學生受惠於：

- 能夠監測和改變自己的行為。
- 學習例行事務和做選擇，幫助自己處理困難情況。
- 利用視覺工具，協助學習獨立的技巧。

第五篇
實施視覺工具和輔助

《促進溝通的視覺策略》這本書涵蓋大量如何發展視覺工具的訊息。想了解更多訊息，詳見附錄。

這種視覺方法對學生很有用，我猜我需要找一些圖片。

別忘了！你的身體和實物是最容易取得的視覺輔助。你的第二項資源是周遭環境現有的事物。看一看周遭，俯拾皆是視覺輔助工具。

在運用這些資源後，發展其他一些管理行為問題或提供學生訊息的視覺工具，可能比較適當。愈來愈多人了解運用視覺輔助的好處，一旦他們認可這方法的價值，就要面臨該怎麼做。

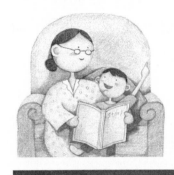

第十二章　發展視覺工具

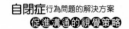

我應該使用哪種視覺工具？你如何在實物、照片、線條圖、書面文字或其他不同的工具之間做選擇？

這是常見的問題。有時候，當老師和方案試圖發展所使用的方法和「標準」時，便會開始激起論辯。其實並沒有固定的公式，什麼是適當的方法因人而異。在教室裡，可能有各種不同的需求。考量這些想法：

1. **運用學生能夠快速且容易理解的方法。**這是決定使用哪種視覺方法最重要的準則。任何時候學生必須花時間試著理解某些事物的涵義，溝通的流暢性就被打斷了。如果你要費太多時間教導學生視覺工具的意思，可能表示這工具太難了，需要簡單一點的形式。當有疑問時，使用較簡單或更具體的方式。記住！目標是促進理解。

2. **考慮學生的年齡和能力。**年紀較小和技巧較差的學生普遍需要多一些圖片或具體實物。你的首要目標是讓學生參與。對他們而言，如果東西太難，他們將無法快速學習。當學生發展更多技巧，他們將學習更多不同的視覺形式。最普遍的錯誤是一開始就太難……以學生不容易理解的圖片形式。

3. **別忘了！實物比其他選擇更為具體。**繪畫可以從寫實到非常抽象。愈抽象的圖畫，學生就愈難辨認或理解。學生喜愛的餅乾包裝圖片，比手繪的一般餅乾圖案還具吸引力。

4. **不要害怕混合形式。**不必每件事都一樣，所有的

圖片不必相同大小，或從同一套繪畫軟體剪輯。事實上，混合更容易令人了解。只要學生能夠理解，溝通方法能夠涵蓋任何不同的視覺輔助。

- 為什麼不使用商店、食物品項、電視節目、錄影帶、速食餐廳的真實商標和其他容易取得和理解的社區廣告呢？
- 用相機或數位相機，拍攝學生生活中的實物和人。
- 保留抽象的圖片在一些比較抽象的，且不容易以真實圖片或照片呈現的東西。
- 如果學生可以理解，使用書面文字既快速又便利。
- 圖片搭配文字大體而言是理想選擇。

5. **什麼有效就用什麼**。注意學生的反應。如果他們無法快速且輕易地理解，再次評估你所使用的視覺形式，你可能需要不同的東西。當學生年紀愈來愈長時，他們可以理解更多差異與變化性，但不表示你需要把東西弄得更難，而是有更多的選擇。把事情弄得太難，對學生沒有好處。

6. **教一些可行的東西後，再教別的**。有些老師認為有責任把相同的東西繼續教得更抽象或更困難。與其以更抽象的視覺方式一再反覆教導相同的技巧，不如把時間拿來教導學生更多元的新的溝通技巧。

7. **使用全班可行的方法**。為全班學生設計視覺工具時，考量使用每個人皆理解的表現方式。如果有些學生理解繪畫，有些學生需要照片，以照片作為輔助全班的視覺工具，這是每個人能理解的方

最大的爭論之一是：對於能夠閱讀的學生，是否要使用圖片？可以確定的是，使用文字比找圖片容易。文字是很好的緊急工具，但大多數學生從綜合圖片的視覺輔助中受益。是的，他們可以閱讀，但我們使用視覺工具的目標是快速且立即地辨識。大多數學生使用圖片與文字混合，比純粹文字的方式來得好。只要想想廣告世界如何與我們溝通，他們知道我們會立即理解他們形象和標誌。我們想要學生體驗的就是這樣的經驗。

人們犯的最大錯誤是使用過於困難而學生不容易理解的視覺形式。當有疑問時，要簡化。

別忘了！使用視覺輔助的目的是促進理解和減少行為問題。對學生而言，發展太難理解的視覺工具，無法對問題有所幫助，實際上還可能讓情況變得更糟。

式。使用照片不會不利於能力較好的學生。然後，當你為個別學生發展視覺輔助時，可為那些能理解的學生結合更多的抽象藝術。

8. **使用便利的**。如果時間不夠，使用現有的材料，要勇於創造！任何視覺輔助概括來說優於完全沒有視覺輔助。

9. **讓視覺工具簡單卻完備**。如果需要解釋視覺工具，表示這工具太複雜了。當你使用工具時，寫下你說的腳本或語彙。工具應該可自我解釋，讓每個人都可以輕易理解。如果成人都不了解，學生就更不可能會懂。

10. **讓表達更流暢**。成為以視覺輔助表達的溝通夥伴，運用動作、指著東西或拿著物品。不論何時告訴學生事情，嘗試以各種不同視覺形式幫助你的表達，利用任何你隨手可得的東西。

11. **記住目標**。你的目標是成為較好的溝通夥伴。另一目標是建立豐富的溝通環境。視覺輔助可以促進溝通互動，只要學生可以理解那些輔助所傳達的意義。

◉ 如何使用視覺輔助促進溝通？

想想以下的三步驟：

1. 展示以吸引他們的注意力；
2. 用簡單的語言告知；
3. 確認他們真的理解。

不要忘記教導學生視覺工具所傳達的意思，即使學生具有較佳的視覺訊息理解優勢，並不意謂著他們了解任何展示在面前的東西。教導解釋那些工具實際所傳達的意思，確認他們真的都懂。

別忘了，自閉症學生的視覺優勢眾所周知，也就是他們可能可以辨識抽象圖片，因為他們將之視為幾何圖案設計。指認設計與理解圖片表達的意義非常不同，即使學生學會辨識或標示那些圖片，他們可能無法真正了解其所代表的意思。

◉ 使用視覺輔助工具時，最需要記得什麼？

就是記得使用視覺輔助。嘗試發展一種視覺輔助的表達形式，成為視覺表達者。嘗試這試驗：不開口說話來教導你的班級一小段時間，假裝那天你的喉嚨發炎，你需要怎麼做來與學生溝通？你可能很自然地變成一位視覺表達者。學生會如何回應呢？他們可能相當了解你所傳達的訊息。這試驗示範了即使你在說話，你要如何表達。

將準備視覺工具變成教學課程。學生經常可從參與視覺工具的製作過程中獲益。讓他們幫助你決定使用哪張圖片，或者那工具表達了什麼。學生參與得愈多，就會愈投入。這方法不適用所有學生，但對那些可以理解的學生是高度成功的技巧。

◉ 視覺工具為什麼沒效果？

視覺工具有時無法達到我們要的目的，主要原因是：

- 不是學生能理解的形式。
- 未涵蓋正確的訊息。
- 人們製作了視覺工具，但不使用。

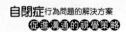

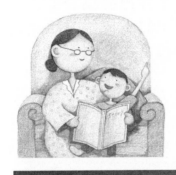

第十三章 說明特別需求

為學生評估行為情境和規劃溝通輔助，需要了解學生的獨特需求。學生的年齡、整體能力，以及溝通能力，都是評估情境的重要因素。在這本書中的技巧和方法，適用許多行為問題。

視覺策略總是可行嗎？你已經為許多學生提出修正行為的有用工具。這些方法是否適用所有的學生？有行不通的情況嗎？

使用視覺策略是大多數學生行為改變和溝通輔助很有用的選擇。即使我們已經認定大多數有溝通障礙的學生是視覺學習者，但並非每位都是。不過，即使許多學生的主要優勢不在視覺，使用視覺輔助成為他們的溝通方法之一，仍然有幫忙。評估個別學生在哪一領域最有能力很重要。認識學生的優勢，可以幫助你運用這些優勢發展方案。

依學生的優勢教導和補救他的弱點是普遍的教學方法。這方式思考的邏輯是，運用教學和溝通策略，讓學生利用他的主要技巧領域，這樣能夠給他最佳的機會參與和成功。許多行為問題的發生是因為未給予學生機會，運用和展現他們最佳的能力。

補救弱點是崇高的目標，學生可以學習補強他們較弱的領域。但要將這目標放在未來展望應該謹慎。考慮這些觀點：

- 補救弱點的活動不是依學生優勢教導為必要前提。任何為增強較弱技巧的教學設計，應該是補充運用學生優勢教導的主要目標，以教導需要修正行為的最重要溝通表達技巧。

- 別忘了，有行為問題的學生需要立即性的解決方法來處理他們的困難。確認教導目標的優先順序，你就可以花時間教導那些學生最需要改變行為的技巧。許多補救的活動是設計教導整體性技

巧，期待在一段較長的時間後，能夠有所進步。
但是當你正在處理立即性的行為問題時，這是不
夠的。

- 要了解學生的弱點可能會一直存在，在定義上這
些弱點就是障礙的一部分，可能永遠無法修補或
治癒。無庸置疑地，我們想要學生在所有領域都
發揮其能力的最大極限，但是，建立先後順序是
很重要的，尤其是當我們正在處理非常重要的問
題時。

- 不要忘記長程的計畫。當學生年紀再稍長的時
候，努力一些較弱的技巧的確會更成功。如果早
期訓練專注在教導學生所擅長的優勢，學生將可
能發展一定程度的溝通技巧和合宜的行為，這將
支持他們在年紀更大的時候，能夠更有效地學習
其他的技巧。

是否還有學生需要特別的考量？

有的。有一些特別的學生群，可能需要在計畫或方
法上做些調整。

■ 非常年幼的孩子

教導有行為問題的年幼孩子是很具挑戰性的，因為
他們簡直不太懂事。在檢視所有不同的視覺工具時，很
重要的一點是要知道，大多數的視覺工具對於年幼的孩
子太複雜了。對於最年幼的一群，最好的視覺策略是實
物、你的動作以及肢體語言。在你做了溝通互動後，你
可以慢慢加入更多的選項。只要謹記人們犯的最大錯誤

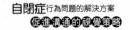

是進展得太複雜、太快,他們呈現的東西太艱深,年幼的孩子無法理解。

認知能力受限的學生

低功能學生的學習比其他學生來得慢,他們出現的行為比較符合心智年齡而非實際年齡。考慮到這點,確認使用的視覺策略學生能理解很重要。通常動作、肢體語言及實物最成功。即使較年長的學生也可能更了解較為簡單又具體的視覺策略。了解他們緩慢的學習速度,引入新的視覺工具時,放慢腳步及完全教到懂,這相當地重要。

年長學生和成人的計畫

視覺策略是生活工具,不需要試圖逐漸減少或消除其使用。事實上,視覺工具大大提供了成人自主所需的輔助。

年長的學生仍可以開始使用視覺工具,即使他們之前未使用過。假若年長的學生先前沒有引介過視覺工具,重要是記得要教工具的涵義。當引入視覺工具修正行為時,要記得出現你所試圖改變之學生的那些行為已經多久了,當他們使用不當行為愈久,所需的改變的時間就愈長,年長學生也可從教導年輕學生的相同策略中獲益。

視障的學生

討論自閉症學生的視覺策略時,得承認有些經診斷為自閉症的學生,也有視覺障礙或眼盲的情況,提供視覺策略給無法看得見的學生好像很有問題。通常需要確認何種感官最有用,你就可以依學生的優勢教導。當與

那些學生工作時，應考慮下列事項：

1. 找出學生的視力程度，法定失明的學生可能仍具有些許視力。他能看到什麼？顏色、形狀或一些細節？利用燈箱可看得更清楚嗎？（當照片擺在燈箱上，有些學生可以看得更清楚。）
2. 與小圖片相較之下，探究學生如何詮釋大圖片或視覺工具。
3. 了解實物比起圖片可能是較佳的選擇。
4. 考慮本書所討論的基本原則，當作評估學生的行為和溝通的指引。切記本書溝通的方法是鼓勵使用多元的視覺形式輔助溝通。

多重障礙或未知診斷的學生

不論學生已經被診斷或貼上教育的歸類，重要的仍然是確認他行為差異的原因。行為問題的處理方法，依然是遵循以該行為為目標的程序，確認原因及找尋溝通成分，作為解決之道的一部分。教育和診斷歸類是部分訊息，幫助我們更加了解學生。確認學生行為問題相關的特殊溝通困境和需求，這是正向改變的關鍵。

有極端行為的學生

有些極端行為的學生，不是經常過度，就是極端暴力、自虐或有些妨礙適當參與生活作息的特性，這情境需要強勢的團隊，所有行為問題的可能原因必須考慮個別性和綜合性。一般長久性的改變需多方面的努力，因為一般是多重原因的。當處理這些極端個案，介入策略容易忽略學生的理解能力。大部分處理這些學生的方案都運用了大量的口語，在處理這些學生時，提供很多的

視覺溝通輔助是非常重要的考量。視覺工具提供了學生和執行管理策略的成人輔助。

重點：視覺策略輔助學生的溝通需求，成功地改善溝通和修正行為問題。要這方法達到正向效果，宜記住：

- 我們如何準備視覺工具，影響他們如何成功地達到目標。
- 將視覺輔助併入本身的溝通互動非常重要。
- 視覺方法需要依學生個別需求和學習類型調整。

第六篇

問題與考量

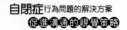

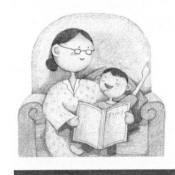

第十四章　當事與願違時，怎麼辦？

儘管具備所有的方案和策略，有些時候，學生仍會遇到困難。要記得他們也是人，經歷好日子、壞日子、挑戰、不舒服或計畫難以控制都是正常的。

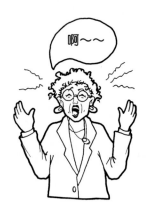

啊～～

你曾感受過完全挫敗的日子嗎？你盡了最大的努力，卻仍然沒效？

讓我們開誠布公，無論我們有多少計畫和結構，我們都曾經歷過那種但願遺忘的日子。

你如何避免發脾氣或其他嚴重問題？

我們的首要目標是提供學生所需的輔助來避免困難。當學生改善其理解及具備可預期的慣例時，他們在家和學校將更能有效地參與。當必要的醫療介入和感官調節符合學生需求時，他們處理生活作息的能力就有顯著差異。我們需要確認基本原則是適當的。但儘管付出所有心力，仍然有些狀況或日子不按牌理出牌。

你如何處理脾氣或其他「失控」行為？

當一位學生遇到大問題，理出原因相當重要。理解為什麼是根本的解決之道。有時需要快速調查情境，形成一個暫時性假說，直到有機會得到所有訊息。同時，冷靜技巧正是設計來處理這情境，人們不會因此受傷。一旦學生有些許穩定，你將有機會更仔細評估情境，選擇矯正方案。

切記，有時你永遠不知道為什麼。

發脾氣、攻擊和其他增強的行為，會因許多原因出現，包括：

- 視為溝通形式。
- 學生試著得到想要的。
- 反對某事。
- 溝通中斷的反應。
- 學生失控。
- 學生達到極端挫折或疲累。
- 針對特定情境的模式或習得的行為。

當極端問題發生或引發危機時，首要目標是讓學生

靜下來，任何有效的溝通皆無效，直到稍微平靜，因為
每位學生如此不同，沒有神奇法則。無論如何，把這些
概念都考量進去吧！

冷靜技巧：

1. 清楚傳達學生需要做什麼

以視覺傳達學生需要做的，以冷靜或停止不當的行
為，利用圖片、動作或其他視覺輔助給學生看該做的。

- 試著讓學生忙於「中性的」行為：中性行為被設
  計用來中止負向行為，幫助學生恢復控制。假若
  他忙於中性行為，就不會去做不當的行為，或至
  少有些減緩。
- 或者，讓學生清楚應該做什麼：當行為失控出現
  時，傳達要求或方向，讓學生忙於正在進行的活
  動，確認以視覺輔助你的指示。

2. 少說話

使用很少的語言，提供簡單的口語指示，搭配視覺
輔助，然後保持安靜。當學生有困難，很容易誘惑說更
多、解釋或給予指導。假若學生失控，額外口語的轟炸
可能更強化他的行為。對聲音敏感的學生，可能在挫折
時變得超級敏感。一般而言，有限的語言最行得通，但
有些學生，假若完全排除口語，單純使用視覺溝通形式，
會恢復得更好更快。

3. 將自己當作視覺工具

運用肢體語言、位置、姿勢及臉部表情，以視覺表
達給學生你期望他做的。

- 利用肢體讓事件達成

中性行為是設計使學生
去做一些正向的事情，
以開始沖淡現有的困
難，包括：

- 雙手交叉
- 站立
- 就座
- 坐在安靜的區域
- 離開房間
- 頭趴在桌上
- 保持安靜
- 拾起東西
- 握著物品
- 放開物品
- 放下東西

看起來好像你在期待學生的反應。你做好準備，
伸出手，指向學生該做的，拿著主張的東西，充
滿期待地等候。

- 利用肢體傳達不該做的
  推開爭論的項目、雙手交叉、搖頭或使用其他動
  作來表達意見。

- 利用肢體預防事件發生
  讓自己在適當位置，預防問題產生。站在學生和
  物品之間、堵住出入口或坐在讓學生保持在特別
  區域的位置都是控制問題的方法。避免背對學生。

4. **等待**

一旦你表達學生該做什麼之後，等待。當一切順利
進行，這些學生在溝通互動時，經常需要些許「等待」
的時間。在苦惱之際，需要等待的時間增加。期待地等
待，繼續給學生看他該做些什麼。即使你沒有說話，視
覺輔助仍可維持溝通狀態。

5. **要注意到視線接觸**

學生能夠明顯地意識到你的關注或別人注意他的行
為。有時對他們投以關愛的眼神，將使行為持續。假若
關注是問題肇因，試著改變，試著不看，避免視線接觸、
改變身體位置或與學生保持某些距離。這並不意謂著全
然離開或停止注意學生，你必須保持視覺的警覺性及適
當的安全距離。警覺地調整你的位置有助於情境。

6. **減少聽眾**

處於苦惱期間時，學生原本不在意的同學或周遭的
人，他們的存在和關注卻變得明顯可意識到。有些學生
離開社區有用，因為在原有的環境，他們會持續以不當
的行為威脅，我行我素。盡你所能，移開強化不當行為

的聽眾。

7. 避免身體受傷

勿讓學生、照顧者或其他人受傷。當學生有困難，很容易試著用身體處理。考慮此一選擇時，得特別小心。藉著肢體提示學生改變情境，有時可以輕而易舉地獲得解決。人們一般在介入時，透過接近學生或以肢體動作協助他們，情形如下：

- 移動學生。
- 協助學生完成某一動作。
- 從某一情境將他移開。
- 從某一位置將他移開。
- 移除引發問題的物件。
- 企圖停止肢體攻擊。

你有時必須移開學生以避免受傷，有時候，身體的提醒或引導是適當的。但在其他情境下，這麼做可能並不需要，甚至會逐漸提升對抗。小心地觀察發生什麼事，警覺學生的個人空間，學生普遍在極度困難中，需要的個人空間增加。與其跳進來操控肢體，更有效的回應可能是退後，給予學生一些空間改善自己，然後他會準備好去做要求的事情。

有些照顧者不斷地受傷，這在新手照顧者身上更是普遍。他們出示被咬傷、抓破、捏撞、用頭猛撞和其他學生攻擊的「搏鬥傷痕」。這是不該發生的事。假如個人經歷了不只一次偶然或意外的傷害，某些事情需要趕快改變，該是開會和擬定新計畫的時間了。

有時，當身體提示或移動學生是學生介入計畫的一部分。應該留意這些：

> 當有明顯問題時，保持注意力在學生身上，勿背對著他們相當重要，否則可能公然地遭受肢體攻擊。

> 偶爾，會面臨未預期極大風險要求立即行動，雖然預先準備是很理想，但這時候宜請人來以最佳的判斷和知識快速行動。幸運的是，這些情境並不普遍。

265

- 苦惱的時候，對接觸敏感的學生可能更敏感，他們會以肢體抗議，避免接觸或被控制。

- 當有問題時，學生普遍需要的個人空間增加。當試圖靠近，以肢體提示實際上卻可能會強化他的行為。

- 因為很年輕的孩子不太了解，在危機行為情境下，控制身體是自然反應。抱住、拎起或將他們移到另一場所是本能反應。不過學齡前兒童可行的技巧並不適合年長的學生，確定行為介入方案使用符合學生成熟度的技巧。視覺工具經常是最有效的選擇。

8. 提醒學生該做的事……然後等待

觀察學生，需要再次傳達你的要求，重複幾次。以視覺提醒學生必須完成的事，提醒者不用口語表達，僅僅移動視覺工具或物件或再指認就夠了，只要避免嘗試不斷以口頭要求砲轟學生。

9. 當學生冷靜下來，提示適當的行為

協商事件令人滿意的結局。這是教導學生，以一些適當選擇替代不當行為的時機。

- 協助學生在當下情境傳達適當的訊息。
- 給他一個動作、視覺工具或教導必須學習的一句話。
- 提供選擇。
- 引導至另一活動。
- 引導完成原來的活動。

10. 檢視、再評估、加強及重新組合

- 檢視事件……發生什麼事？原因？
- 重新評估如何處理。

- 加強下次輔助或不同的技巧。
- 重新組合，深呼吸一次（或十次），然後繼續。

應該等多久？脾氣會發多久？

每位學生各有差異。當你對某位學生不熟悉或沒有處理過他的煩惱時，他的抗議看起來好像沒完沒了。實際上，這些行為相當普遍有可預期的型態，學生實際經歷行為逐步升高和下降的慣例。這在我們所討論的，學了常規就難以改變的學生身上，是可以被理解的。

在一些例子中，有些學生一旦發脾氣，就需要走完全部程序。小心觀察，然後你就知道當問題爆發時，可以怎麼期待。

表示你應該讓爆發自然發展嗎？

有可能，視學生而定。當然，預防是首要目標，但一旦問題爆發，觀察是目標之一。注意你做了什麼實際升高學生的行為，找找看有哪些線索或策略能使學生冷靜下來並縮短減少事件發生的時間。冷靜技巧的目標是縮短學生苦惱所需的時間。

有任何要小心的嗎？

要小心你試圖終止脾氣的作法。實際上，你可能創造了這過程預期的某個部分，然後這要直到完成你的部分才會結束。

範例：每當媽媽帶山米到雜貨店去，他就會發脾氣。

在困窘時，媽媽給他冰棒，讓他冷靜下來。山米開始期待每次去店裡都有冰棒，假若媽媽不給他，他會發脾氣直到得到冰棒為止，冰棒成為終止發脾氣的象徵。

噢！很容易落入這樣的窠臼，可以做些事縮短發脾氣的時間嗎？

建議利用視覺道具表示脾氣結束的過程，然後你可以給學生看視覺道具，逐漸更早引入發脾氣的慣例。

範例：假若學生發脾氣時哭泣，結束時，遞給他一張衛生紙擦臉。下次他發脾氣，拿出衛生紙在他視線範圍內，嘗試更早引入發脾氣的過程，你或許能夠發展一套程序，讓學生看到衛生紙便停止哭泣。

利用這些事件當作教導良機是必要的。當我們抓住剎那來教導真實的需要時，學生最快學會技巧。

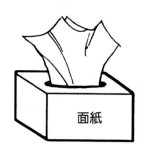

面紙

有希望改變嗎？行為可以表現更好嗎？

當然可以！

1. 首要目標是在問題爆發前，介入教導可接受的其他選擇。發現問題的原因，引導我們事先預防。

2. 一旦學生出現主要問題，努力冷靜下來。想要在爆發期間教導技巧可能沒有成效。

3. 當學生冷靜下來，利用機會教導技巧，這些事件對家長和教育者也是個教育機會，持續評估學生如何回應你所做的事情，你就可以決定什麼最行得通。

小提醒：

假若學生發大脾氣後，確實得到他想要的，他們會記得獎勵，很可能再度使用這樣的溝通形式。嘗試利用這些機會，教導他們更適當的技巧。

這些步驟所提供的概念，協助沖淡偶發劇烈和困難的時刻，當學生出現嚴重的行為模式，仔細分析行為的原因是很重要的，如此一來才能設定計畫教導適當的技巧，提供介入或必要的結構，減少困難發生的機會。

作者備註：身體提示和引導學生是一般常用的教學技巧，約束身體在行為問題是困難的，約束身體有強烈意見和規定。當然，家庭比教育工作者有不一樣的選擇。針對嚴重持續的問題，要有配備人員發展行為計畫，以提供處理學生需要的重要架構。

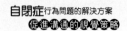

270

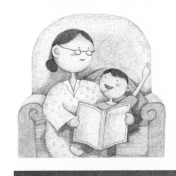

第十五章　行為處理失敗的常見原因

即使家長和教育工作者衷心想面對，當他們企圖處理行為狀況，仍可能多次失敗，感覺好像問題超過我們所能控制。我們很努力卻仍張惶失措，這裡詳述一些發生的原因。

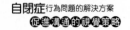

1. 沒有著眼於「大圖像」

許多行為介入都專注在消除察看的行為，而沒有徹底地評估原因。界定原因對長期解決相當重要。不是立即被觀察到的原因，可能與學生當前行為明顯相關。考慮所有變數是最有效的解決之道。

2. 沒有確定問題的真正原因

自閉症三大常見交錯的因素，占學生行為困難很大的比例。無法有效理解、溝通表達以及知覺問題是常見行為困難的潛在原因。溝通障礙對於有其他診斷的學生也很明顯。完整評估行為問題，需考量到與狀況相關的這三個領域會最成功。

3. 一次處理太多事情

學生在很多地方有太多問題時，可能會令人受不了。當成人企圖同時矯正太多事情，成人和學生都會受到挫折，這就是為什麼界定問題的原因如此重要。專注在改變原因往往會導致多樣問題的改變。

4. 花時間記錄資料，卻沒有實際找出問題的解決之道

記錄資料是評估學生方案「官方、正式且具體」的方式。資料提供有用的資訊，例如：問題多常發生或脾氣發多久，當我們使用新的策略或方案，資料協助判定學生的行為是否改變。然而，小心創造了以記錄資料作為教學的狀況。資料記錄不是方案，只是判定情境詳情的方法，幫助記錄學生的表現及評估介入的成功與否，觀察是另一獲得有價值訊息的途徑。

5. 專注在消除問題行為，而非教導技巧

告訴學生什麼不能做，有時候是有用的，但也需要教導學生能做什麼。他們經常使用不適當的行為，因為

272

不知道還能做什麼。減少或消除不當行為最有效的方法之一是，教導學生以更有效和適當的方式來滿足他的需要。

6. 假設學生了解

許多人認定行為問題會發生，因為學生無法好好表達。很少人能了解到，學生理解的困難通常才是行為問題的重要根源。

7. 沒有教導功能性溝通技巧

大部分的行為困難，溝通浮現為問題的一部分，或變成解決之道的必要條件之一。假若行為問題與學生的溝通需求相關，那麼教導更有效的溝通技巧便成為解決之道的主要部分。為了改變學生的行為，人們經常企圖教導不相關或無用的說話和語言技巧。

8. 向學生砲轟太多語言、知覺或情緒

當學生有困難時，引起大人做更多、說更多、更靠近學生或任何強化情境的反應。視覺策略確實具有冷靜效果，藉由輔助維持學生的注意，而沒有過度刺激。

9. 讓整體過程太複雜

雖然是好的意圖，但許多行為方案對家長或學校老師並非「使用者便利」。這些論文令人印象深刻，利用許多花俏的術語、使用複雜的資料單張和器材。然而，第一線的人員其實不了解該做什麼。

10. 對困難行為的回應不一致

學生容易混淆。你如何理解生活，假若有時行得通，有時不行。有時我可以得到我要的，有時卻陷入困難中。很挫折，不是嗎？成人處理行為狀況愈不一致，要觀察到學生行為正向改變就愈久。

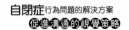

11.沒有得到適量的協助

處理行為問題可能是複雜的工作，耗時費力。評估自己作為狀況的一部分是困難的。不同的人評估情境有不同的切入點，與他人合作，協助洞悉整體情境。

12.沒有界定成功

有一次，某一老師問：「我們試著讓他們『完美』或『正常』嗎？」她所提到的是自閉症學生的行為。她能夠了解介於我們可接受的正常學生的行為，與人們認為她的學生的行為標準，二者之間有很大的不同。成功不是完美無缺，而是適當的參與。

13.忘了孩子是孩子

學生的表現起起伏伏，只因天性使然。學生所做的一切事物不全是主要問題。需要洞察挑出學生所做的事，只是因為他們是孩子，還是真正問題行為。

14.忘了要玩得開心

處理行為問題是棘手的事情，很容易因為專注在行為問題，而忘了美好時光。當一切上軌道時，別忘了與學生開心地玩。

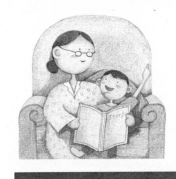

第十六章　常見答問集

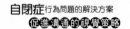

我要孩子能說，利用圖片會讓孩子不說話嗎？

這是那些不說話孩子的家長普遍關注的問題。切記，利用圖片和其他視覺策略的主要目標是，幫助學生有更好的理解，這是口語和非口語學生的共同目標。視覺策略協助減少行為問題。然後，當學生挫折較少，他們更能準備學習口語或其他形式的溝通。

學生在何時開始使用視覺輔助就嫌年紀太大了些？

開始以視覺輔助溝通永不嫌遲。記住！最重要的是年長的學生和成人並沒有長年理解和使用視覺輔助訓練的優勢。因此，必須從頭開始，不要誤以為他們了解。同時，記得你企圖改變已經存在多年的行為模式，這需要花些時間，學生才能改變。與其試著改變存在經年的行為模式，常常更為可行的是完全改變，教導全新的常規。視覺輔助有助於讓這發生。

你建議學生利用視覺工具做每件事嗎？

視覺工具有無限的方式，可以用來輔助學生。然而，重要的是提供學生適量的協助。首先，考慮利用視覺輔具，提供學生生活的一般結構，假若學生某些部分的生活常規做得很好，就不要管。然後，把視覺輔助提供到有困難的領域，試著針對發生困惑或困難的生活領域為

目標。

利用視覺輔助會讓我的孩子變成障礙嗎？

出現行為問題會讓他更障礙，無法自在參與家庭和學校環境。牢記我們全都使用視覺輔助溝通，並從中獲益。

我和孩子利用不同的行為處理方案，如何納入視覺輔助的使用？可以兩者兼具嗎？

我們為了改善溝通的目標而使用視覺策略。無論使用何種行為方案，溝通應該是重要的考量。利用視覺策略技巧改善溝通，會輔助任何設計良好的行為方案。請牢記！溝通障礙是許多行為問題的根源。有時視覺工具能夠提供學生足夠的溝通輔助，以致其他行為方案變得無足輕重。

利用視覺策略可以治癒我的孩子嗎？

視覺工具並不能治癒孩子的障礙，而是提供許多學生需要的輔助，使他們在生活中更有效地行使功能。視覺策略不是魔術繃帶。即使利用視覺策略可以產生高度的成效，也無法彌補不良方案、不適當的課程或不當行為的處理程序。

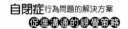

學生需要使用視覺輔助多久？
我何時移除視覺工具？
我如何擺脫孩子利用視覺工具？

你利用日曆或日誌安排行程嗎？你在使用時想要自
生活中擺脫這些東西嗎？當然沒有！他們提供輔助日常
活動的記憶和安排。

衡量視覺工具提供學生的許多功能。有些學生要求
大量持續的輔助，其他學生在一般的基礎上可能不需要
視覺輔助，但在「糟糕的日子」或特殊情境中的額外結
構下會受惠。其實，隨著學生行為的改變，視覺輔助的
需求也可能跟著改變。

把視覺策略輔助溝通看作生活技巧。別忘了！重要
的是學生為何從視覺輔助溝通中獲益。利用視覺輔助是
由於學生特殊的學習類型。學習類型是學生的一部分。
當孩子長大和成熟，他們的需要可能有些改變。然而，
他們很可能常常從視覺訊息及輔助中獲益。過些時日，
視覺輔助的外觀與內容可能改變，但價值依然。

第七篇

結論

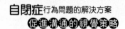

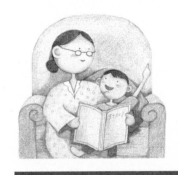

第十七章　教養與教導成功的學生

如何解決自閉症和其他溝通障礙學生的行為是高度爭議性的議題。目前所使用的多元的技巧和取向，提供了一系列的成果。本書並不能回答所有問題，也不全然能終止這樣的爭議，這裡所做的是提供解決此一困惑的重要部分。

醫學範疇持續辨識病因和鎖定可能有潛力矯正學生行為的醫療。雖然不斷地在生物學和神經學研究有所發現，但特殊教育依然是形塑學生行為正向長期改變的顯著因素。可惜的是，即使是教育取向也可能不符期待。

行為—溝通—視覺策略的連結是重要關鍵。所謂的「行為處理」或「紀律訓練」，通常是認為學生「壞」，需要學習服從心態的結果，這心態可能導致紀律，卻無法為學生的問題創造出長期的解決之道。

行為困難經常直接與溝通障礙息息相關，認清這點很重要。找到這些行為問題的原因顯示，學生經常有理解和難以表達自己的問題，當我們不間斷地學到更多有關這些學生如何學習，溝通是行為奧祕主要的關聯就變得顯而易見。我們愈能發現學生如何理解，就愈可以成為更好的溝通伙伴。學生能更有技巧地與他人溝通，將更適當且有效地參與日常活動。視覺策略輔助這兩方面的目標。

成功來自教導。「控制學生的行為」（而不是發現原因）的態度導致一再地反應所發生的事。當我們企圖控制行為，學生可能放棄某一種不適當行為，卻衍生兩種或更多。生活感覺就像使用榔頭捶打不斷冒出頭來的大型電玩。當你擊打其中之一，其他兩個或更多就冒出來了。相較之下，透過改善溝通的教導態度，出現無數的機會。許多報導已經指出這族群需要密集的介入，密集來自抓住瞬間……確實地教導學生真實生活環境中所需的技巧。每一次的互動和需求產生更多教學的機會，將行為事件視為教育良機，創造全然不同的態度。

對大部分這些學生而言，考慮視覺為語言的主要形式，一旦我們認定他們的優勢，涵意將更顯著。我們的教育必須盡量依他們如何學習和理解來調整。身為溝通伙伴，我們需要以他們的語言溝通。

行為問題會依然存在。學生不會矯正至完全沒有困難。成長、學習、犯錯和衝突是人類發展的自然過程。

這目標是致力於積極參與生活的例行事務，目的是避免防礙學生成功參與家庭和學校活動的行為難題，而長期的願望是幫助學生達到生活自主的程度，發展一些滿意的人際關係，就可以達到成功的境地。總之，當學生學到更好的技巧，他們就會有進步；視覺策略提供一套有價值的溝通輔助方法，讓一切得以成真。

參考文獻

Attwood, T. (1998). *Asperger's syndrome: A guide for parents and professionals.* London: Jessica Kingsley Publishers.

Bondy, A. & Frost, L. (1994). The picture exchange communication system. *Focus on Autistic Behavior.* 9 (3), 1-19.

Carr, E. (1985). Behavioral approaches to communication in autism. In E. Schopler & G Mesibov (Eds.), *Communication problems in autism.* New York: Plenum Press.

Cohen, D. & Volkmar, F. (Eds.) (1997). *Handbook of autism and pervasive developmental disorders.* New York: John Wiley and Sons.

Courchene, E. (1991). A new model of brain and behavior development in infantile autism. *Autism Society of America Conference Proceedings.* Indianapolis, IN: ASA.

Dalrymple, N. (1992). *Helpful responses to some of the behaviors of individuals with autism.* Bloomington, IN: Indiana Resource Center for Autism.

Frost, L. and Bondy, A. (1996). *The Picture Exchange Communication System.* Pyramid Educational Consultants.

Fouse, E. & Wheeler, M. (1997). *A treasure chest of behavioral strategies for individuals with autism.* Arlington, TX: Future Horizons.

Gajewski, N., et.al. (1993). *Social star -general interaction skills.* Eau Claire, WI: Thinking Publications.

Goldstein, A. & McGinnis, E. (1997). *Skillstreaming the adolescent.* Champaign, IL: Research Press.

Grandin, T. (1990). *Needs of high functioning teenagers and adults with autism. Focus on Autistic Behavior,* 5(1), 1-16.

Grandin, T. (1991). Autistic perceptions of the world. *Autism Society of America Conference Proceedings.* Indianapolis, IN: ASA.

Grandin, T. (1995). *Thinking in pictures and other reports from my life with autism.* New York: Doubleday.

Gray, C. (1994) *Comic strip conversations.* Arlington, TX: Future Horizons.

Gray, C. (1994). *The new social stories.* Arlington, TX: Future Horizons.

Gray, C. (1993). *Taming the recess jungle.* Arlington, TX: Future Horizons.

Gray, C.A. and Garand, J. D. (1993). Social stories: Improving responses of students with autism with accurate social information. *Focus on Autistic Behavior,* 8(1), 1-10.

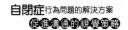

Grofer, L. (1990). Helping the child with autism to understand transitions. *The Advocate,* 21(4).

Hodgdon, L. (1991). Solving behavior problems through better communication strategies. *Autism Society of America Conference Proceedings .* Indianapolis, IN: ASA.

Hodgdon, L. (1995). Solving social - behavioral problems through the use of visually supported communication. In K. Quill (Ed.), *Teaching children with autism.* Albany: Delmar Publishing Co.

Hodgdon, L. (1999). *Ten tried and true tools to turn trials into teamwork: Visual tools to enlist cooperation.* Troy: QuirkRoberts Publishing.

Hodgdon, L. (1996). Three favorite techniques to improve communication and avoid frustrations. *The Morning News,* 2, 9-10.

Hodgdon, L. A. (1995) *Visual strategies for improving communication Vol. 1: Practical supports for school and home.* Troy: QuirkRoberts Publishing.

Hodgdon, L. A. (1998). Ten keys to becoming a better communicator. *The Morning News.* 10(3), 8-11.

Hodgdon, L. (1997). *Visual strategies for improving communication. Advocate,* 29(5) 18-19.

La Vigna, G. (1997). Communication training in mute autistic adolescents using the written word. *Journal of Autism and Childhood Schizophrenia,* 7, 135-149.

La Vigna, G. & Donnellan, A. (1986). *Alternatives to punishment: Solving behavior problems with non-aversive strategies.* New York: Irvington.

Mack, A., & Warr-Leeper. (1992). Language abilities in boys with chronic behavior disorders. *Language, speech, and Hearing Services in Schools.* 23, 214-223.

McClannahan, L. & Krantz, P. (1999). *Activity schedules for children with autism teaching independent behavior.* Princeton, NJ: Woodbine House.

McGinnis, E. & Goldstein, A. (1990). *Skillstreaming in early childhood.* Research Press.

McGinnis, E. & Goldstein, A. (1997). *Skillstreaming the elementary school child.* Research Press.

Mehrabian, A. (1972). *Nonverbal communication.* Chicago: Adline Publishing Co.

Mirenda, P., & Santogrossi, J. (1995). A prompt-free strategy to teach pictorial communication system use. *Augmentative and Alternative Communication.* 1, 143-150.

Mirenda, P. & Schuler, A. (1988). Augmenting communication for persons with autism: Issues and strategies. *Topics in Language Disorders.* 9(1), 24-43.

Orelove, F. P. (1982). Developing daily schedules for classrooms of severely handicapped students. *Education and Treatment of Children,* 5, 59-68.

Pierce, K., & Schreibman, L. (1994). Teaching daily living skills to children with autism in unsupervised settings through pictorial self-management. *Journal of Applied Behavior Analysis,* 27, 471-481.

Prizant, B. (1983). Language and communication in autism: Toward an understanding of the "whole" of it. *Journal of Speech and Hearing Disorders.* 48, 296-307.

Prizant, B. & Schuler, A. (1987). Facilitating communication: Theoretical foundations. In Cohen, D. & Donnellan, A. (Eds.) *Handbook of Autism and Pervasive Developmental Disorders.* New York: John Wiley and Sons.

Prizant, B, et.al. (1997). Enhancing language and communication development: Language approaches. In D. Cohen and F. Volkmar (Eds.) *Handbook of Autism and Pervasive Developmental Disorders.* 2nd Edition. New York: John Wiley and Sons.

Quill, K. (Ed.) (1995). *Teaching children with autism: Strategies to enhance communication and socialization.* Albany, NY: Delmar Publishing Co.

Rotholz, D., & Berkowitz, S. (1989). Functionality of two modes of communication in the community by students with developmental disabilities: A comparison of signing and communication books. *Journal of the Association for Persons with Severe Handicaps,* 14, 227-233.

Skjeldal, O., et.al. (1998). Childhood autism: the need for physical investigations. *Brain & Development* 20, 227-233.

Ulliana, L., & Mitchell, R. (1996). *Functional assessment comprehension skills.* New South Wales, Australia: The Autistic Association of New South Wales.

Vaughn, B. & Horner, R. (1995). Effects of concrete versus verbal choice systems on problem behavior. *AAC Augmentative and Alternative Communication* 11, 89-93.

Yarnall, Polly. (1997). Behavior intervention: What's missing? *Autism Society of America Conference Proceedings Insert,.* Milwaukee, WI: ASA.

國家圖書館出版品預行編目（CIP）資料

自閉症行為問題的解決方案：促進溝通的視覺策略
/ Linda A. Hodgdon 著.；陳質采、龔萬菁譯.
--初版-- 臺北市：心理, 2006（民 95）
面；　公分.--（障礙教育系列；63061）
參考書目：面

譯自：Solving Behavior Problems in Autism: Improving
　　　Communication with Visual Strategies
ISBN 978-957-702-929-4（平裝）

1.自閉症 2.語言障礙─教育

415.9468　　　　　　　　　　　　　　95013608

障礙教育系列 63061

自閉症行為問題的解決方案：促進溝通的視覺策略

作　　者：Linda A. Hodgdon
譯　　者：陳質采、龔萬菁
執行編輯：林怡倩
總　編　輯：林敬堯
發　行　人：洪有義
出　版　者：心理出版社股份有限公司
地　　址：231026 新北市新店區光明街 288 號 7 樓
電　　話：(02) 29150566
傳　　真：(02) 29152928
郵撥帳號：19293172　心理出版社股份有限公司
網　　址：https://www.psy.com.tw
電子信箱：psychoco@ms15.hinet.net
排　版　者：辰皓國際出版製作有限公司
印　刷　者：辰皓國際出版製作有限公司
初版一刷：2006 年 7 月
初版七刷：2024 年 2 月
I S B N：978-957-702-929-4
定　　價：新台幣 300 元